これさえあれば明日からできる！

新・歯科人間ドック基本マニュアル

小川智久 監著

日本歯科人間ドック学会 編著

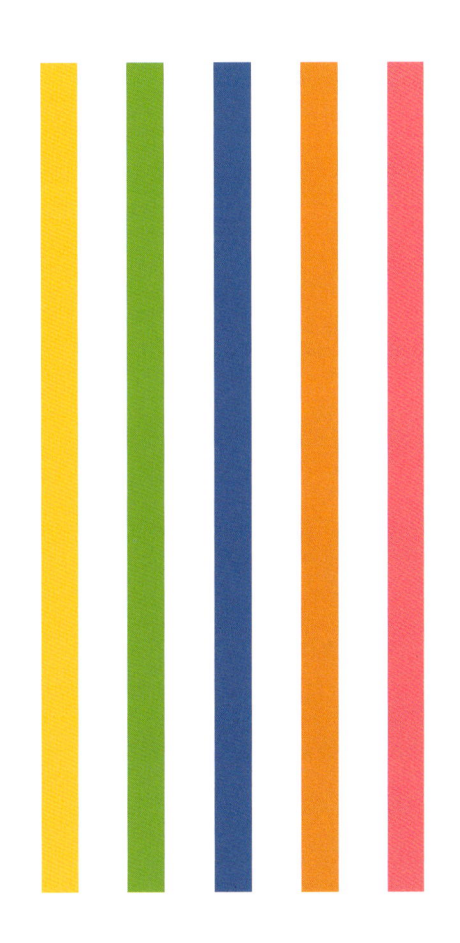

クインテッセンス出版株式会社　2013

Tokyo, Berlin, Chicago, London, Paris, Barcelona, Istanbul, Milano, São Paulo, Moscow, Prague, Warsaw, Delhi, Bucharest, and Singapore

序　文

　日本歯科人間ドック学会は、1998年に鴨井久一初代会長のもとで発足してから、岩久正明先生、久光　久先生が歴代の会長として本学会の発展に尽力された。2012年4月からは一般社団法人へ移行し、同年6月の総会から私が理事長を務めている。2001年に学会から『歯科人間ドックマニュアル』が発刊され、学会員にとって大事な参考書となった。さらに、2006年にはより充実した情報を満載した改訂版が発刊された。同改訂版では、一般的な検査法を基本として施設ごとで可能なオプション項目が加えられ、さらに高次医療機関での検査項目とその解説が記載された。

　2008年2月に第1回認定試験が実施され、本年6月には第14回認定歯科医師および歯科衛生士（ドックコーディネーター）試験が行われている。受験の参考書として『歯科人間ドックマニュアル改訂版』を推奨し、それに沿った内容の講習会を開催してきた。しかし、疾病構造、社会構造および国民の口腔保健への意識に変化があり、改訂版の見直しが急務となった。

　う蝕と歯周病の予防およびそれらの早期発見のみならず、口腔機能の評価と維持、機能向上まで歯科に期待されているため、歯科人間ドックの内容もそれに相当するものでなければならない。そのために、歯と歯周組織の検査に加え、種々の画像検査、口腔粘膜の適切な診かたと細胞診の手技の理解、唾液の分泌状態や唾液分析検査、顎骨、顎関節、咬合状態などを精査する必要がある。さらには基本的な血液検査も合わせて考えれば、潜在する炎症の他、口腔に症状を現す糖尿病のような基礎疾患の発見につながる。

　歯科人間ドックでは、病変部の早期発見で早期治療につなぐことは目的の1つであるが、ドック利用者が口腔疾患の発生要因を有しているかどうかを判定することも重要である。う蝕や歯周病のリスク検査をさらに進め、口腔がんや歯周病の発症リスクを抑えるための禁煙指導や生活習慣へのアドバイスも役目となる。

　今回、小川智久常任理事を委員長として設置された作業部会からは、将来の歯科人間ドックを見据えた新しい基本メニュー案が答申され、最終的には有用なオプションメニューも盛りこまれた。

　これまで歯科人間ドックを実施してきた施設ではより新しい情報として、またこれから歯科人間ドックを開設しようとされる方々が充実したメニューを作成するために、お役に立てていただければ幸いである。何よりも本学会の認定歯科医師・歯科衛生士を目指す会員諸氏には、本書が歯科人間ドックの意義を理解するために、また具体的なドックの進め方を習得するために強力な味方になると信じている。

平成25年10月
一般社団法人日本歯科人間ドック学会理事長　山根源之

本書を活用するにあたって

1．定期歯科健康診断と歯科人間ドックとの違い

　非常に混乱しがちなところであるが、今後歯科人間ドックを行ううえで整理しなければならない。定期歯科健康診断とは、通常、職場・学校や地域で行われている一般的な歯科健診であり、内容としてはう蝕や歯周病、不正咬合などの疾病の有無に検査の重点を置いている。

　一方、歯科人間ドックでは疾患の早期発見のみでなく、今後疾患が発症するリスクなどについても予測するのが目的である。よって、この基本マニュアルでは、通常の健診内容をさらに深く掘り下げた検査項目を決め、さらに粘膜検査や顎関節検査、唾液検査を行うことにより、口腔に関する総点検とリスクの予測を行う。

2．注意事項

　歯科人間ドックは保険診療でもなく、また自由診療でもない。したがって、得られた検査結果は診療録として記録するだけではなく、別に検査記録として受診ごとの変化がわかるように保存する必要がある。

　また、結果に異常値が認められた際（とくに粘膜検査など）、状況に応じた詳細な検査や治療を依頼できる機関をあらかじめ用意することが求められる。

3．結果の伝え方

　ドックでは病気の診断をするのではなく、スクリーニングが目的である。したがって、発見された疾患や異常には、適切な検査や治療が受けられる機会を与えるようにする。また、結果を伝える際に、たとえう蝕が認められても、診断は行わず「異常あり」と伝えるようにする。

4．検査用紙のダウンロードについて

　歯科人間ドックで使用する健康調査票や各検査における検査用紙、巻末の検査結果記入用紙（下記の「ダウンロード可」マークが目印）は、日本歯科人間ドック学会ホームページ（http://www.jddock.net/index2.html）からダウンロード可能となっている。歯科人間ドックを行う際にプリントアウトしてご活用いただきたい。

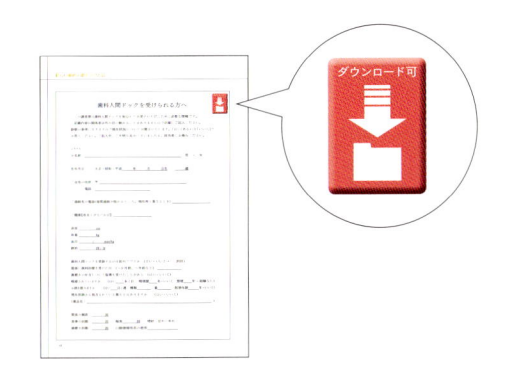

CONTENTS

1章 新しい歯科人間ドックとは　9

- 歯科人間ドック基本メニューの流れ　10
- 健康調査票　12
- 健康調査票の確認　16

2章 全身所見の確認　21

全身所見の確認　22

全身所見を確認する意義・目的　22
1. 体格（体つき）のチェック　22
2. 姿勢、歩行のチェック　23
3. 皮膚のチェック　24

3章 口腔外検査　25

唾液検査　26

唾液検査の意義・目的　26
検査項目　26
1. 唾液分泌量測定
2. 唾液 pH 値測定：オーラルペーハーテスト
3. う蝕リスク検査（*S.mutans* 数の測定）：オーラルテスターミュータンス
4. 唾液の緩衝能検査：オーラルテスターバッファー
5. 歯周病リスク検査：ペリオスクリーン® による潜血反応

検査に使用するもの　26
検査の実際の流れ　27
検査結果の見方　29
検査結果の伝え方　30

視診　31

視診の意義・目的　31
顔貌の診査方法　32

触診　34

触診の意義・目的　34
1. 触診方法　34

2. 唾液腺の触診　35
　　3. リンパ節の触診　35
　　4. 頭頸部リンパ節の触診順序　36
  検査結果の伝え方 ……………………………………………………………………… 37

顎関節症関連検査　38

  顎関節症関連検査の意義・目的 ……………………………………………………… 38
  COLUMN 顎関節症の診断と治療に対する米国国立衛生研究所（NIH）の基本声明　38
  検査項目 ………………………………………………………………………………… 39
　　1. 医療面接：問診
　　2. パノラマエックス線写真（撮影済み）検査
　　3. 開口量（自力での最大開口）の測定
　　4. 咬筋、側頭筋、胸鎖乳突筋の圧痛検査
  検査用紙 ………………………………………………………………………………… 40
  検査に使用するもの …………………………………………………………………… 42
  検査の実際の流れ ……………………………………………………………………… 42
  検査結果の見方 ………………………………………………………………………… 47
  COLUMN 顎関節症の発症中の開口量は通常の1/2程度に減少するケースが多い　47
  検査結果の伝え方 ……………………………………………………………………… 48

4章　口腔内検査　49

口腔粘膜検査　50

  口腔粘膜検査の意義・目的 …………………………………………………………… 50
  検査項目 ………………………………………………………………………………… 50
　　1. 視診
　　2. 触診
  検査に使用するもの …………………………………………………………………… 50
  口腔粘膜検査記録 ……………………………………………………………………… 51
  検査の実際の流れ ……………………………………………………………………… 52
  口腔粘膜に生じる代表的変化 ………………………………………………………… 54
　　1. 色調の変化
　　2. 表面性状の変化
　　3. 腫脹・腫瘤形成
  検査結果の見方 ………………………………………………………………………… 57
  検査結果の伝え方 ……………………………………………………………………… 57

CONTENTS

エックス線検査 — 58

- エックス線検査の意義・目的 — 58
- パノラマエックス線写真の見方 — 58
- エックス線不透過像を示す病変 — 60
  - エックス線不透過像を示す疾患の診断フローチャート
- エックス線透過像を示す病変 — 63
  - エックス線透過像を示す疾患の診断フローチャート
- まとめ — 65
- 画像所見報告書 — 65

う蝕検査 — 66

- う蝕検査の意義・目的 — 66
- 検査項目 — 66
  1. 医療面接
  2. エックス線検査
  3. 口腔内写真撮影
  4. 視診
  5. 触診
  6. 打診
  7. 温度診
  8. 歯髄電気診
- 検査に使用するもの — 67
- 検査の実際の流れ — 67
- 検査結果の見方 — 70
- 検査結果の伝え方 — 71

COLUMN 新しいう蝕検査装置 — 72

歯周病検査 — 74

- 歯周病検査の意義・目的 — 74
- 検査項目と検査に使用するもの — 74
  1. PlI(Plaque Index)：プローブ
  2. PSR(Periodontal Screening and Recording)：WHOプローブ
  3. 角化歯肉の有無：目視もしくはヨウ素液
  4. 根分岐部病変
  5. 歯の動揺度：ピンセット
- 検査の実際の流れ — 75
- 各検査の基準 — 79
- 検査結果の見方 — 81
- 検査結果の伝え方 — 81

咬合検査 …… 82

咬合検査の意義・目的 …… 82
検査項目 …… 82
1. 医療面接：問診
2. スタディキャストの印象採得、模型製作
3. 咬合接触の検査

検査用紙 …… 83
検査に使用するもの …… 84
検査の実際の流れ …… 84
検査結果の見方 …… 87
検査結果の伝え方 …… 87

COLUMN ブラキシズムの有無についての発言にご注意！ …… 88

5章 歯科人間ドック検査記入用紙 …… 89

歯科人間ドック検査記入用紙 …… 90

INDEX …… 92

執筆者一覧（敬称略・50音順）

岩田　洋	日本歯科大学附属病院歯科放射線・口腔病理診断科・講師
内山敏一	日本大学松戸歯学部再生歯科治療学講座・講師
岡村　尚	日本歯科大学附属病院口腔外科
岡本秀平	日本歯科大学附属病院口腔外科
小川智久	日本歯科大学附属病院総合診療科・准教授
鴨井初子	東京都開業・茗和歯科医院
北村和夫	日本歯科大学附属病院総合診療科・准教授
熊澤康雄	日本歯科大学附属病院口腔外科・教授
佐藤　勉	日本歯科大学東京短期大学・教授
里村一人	鶴見大学歯学部口腔内科学講座・教授
原　節宏	日本歯科大学附属病院総合診療科・准教授
	日本歯科大学附属病院顎関節症診療センター長
宮下　元	昭和大学名誉教授

1章

新しい歯科人間ドックとは

歯科人間ドック基本メニューの流れ	10
健康調査票	12
健康調査票の確認	16

新しい歯科人間ドックとは

歯科人間ドック基本メニューの流れ

健康調査票の記入　▶ P12

↓

パノラマエックス線写真の撮影

↓

全身所見

① 体格（体つき）のチェック　▶ P22

② 姿勢、歩行のチェック　▶ P23

③ 皮膚のチェック　▶ P24

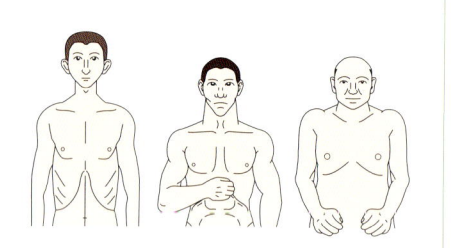

↓

口腔外検査

① 唾液検査　▶ P26

採取した唾液は直ちに冷蔵保存

i　唾液分泌量測定
ii　唾液pH値測定：オーラルペーハーテスト
iii　唾液の緩衝能検査：オーラルテスターバッファー
iv　う蝕リスク検査：オーラルテスターミュータンス
v　歯周病リスク検査：ペリオスクリーン® による潜血反応

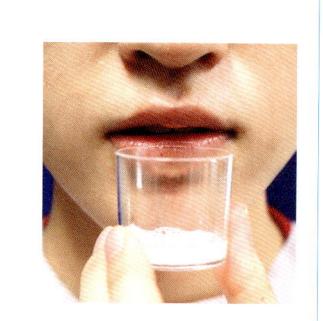

② 視診　▶ P31
腫脹の有無、左右対称性

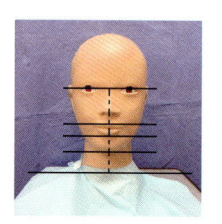

③ 触診　▶ P34
唾液腺、リンパ節

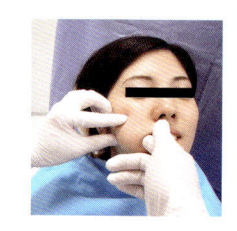

④ 顎関節症関連検査　▶ P38

i　パノラマエックス線写真による関節部の骨形態の確認
ii　側頭筋、咬筋、胸鎖乳突筋の圧痛検査
iii　開口量の測定

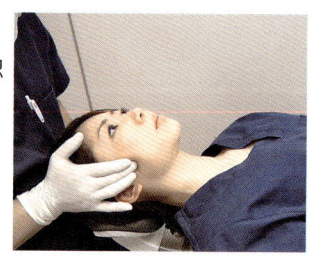

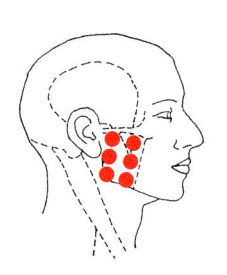

歯科人間ドック基本メニューの流れ

口腔内写真撮影（正面像）
↓
口腔内検査

①口腔粘膜検査　▶P50
上下頬・唇側歯肉→左右頬粘膜→口蓋→
舌（舌背、舌側縁、舌下面）→口底部→舌側歯肉
- i 視診：湿潤の程度、色調の変化、腫脹・びらん・潰瘍の有無、骨形態
- ii 触診：硬結、圧痛

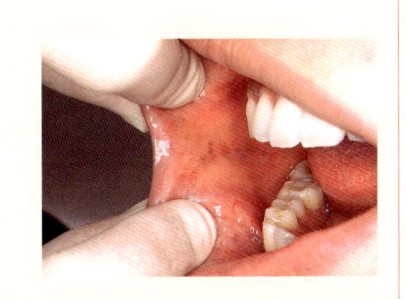

②画像検査　▶P58
パノラマエックス線写真の読影

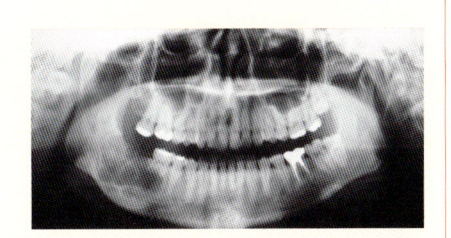

③う蝕検査　▶P66
- i 視診（歯式の記入も含む）
- ii 触診・打診・温度診

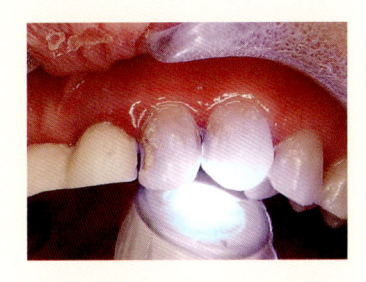

④歯周病検査　▶P74
前歯部、臼歯部
- i PlI（プラーク指数）
- ii PSR（Periodontal Screening and Recording）
- iii 角化歯肉の有無
- iv 根分岐部病変
- v 歯の動揺度

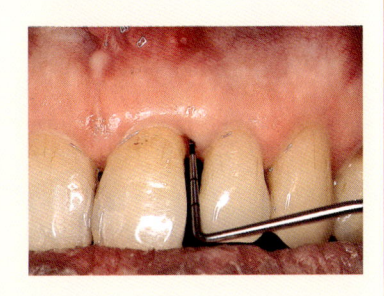

⑤咬合検査　▶P82
- i 咬合接触の検査
- ii スタディキャストの製作

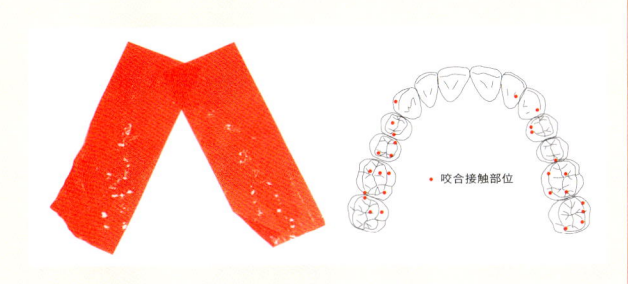

・咬合接触部位

新しい歯科人間ドックとは

健康調査票

歯科人間ドックを受けられる方へ

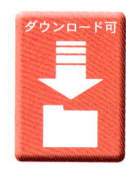

　この調査票は歯科人間ドックを安心してお受けいただくために必要な情報です。
　記載内容は関係者以外の目に触れることはありませんので正確にご記入ください。
診察の参考になりますので現在状況についてお聞きいたします。「はい」あるいは「いいえ」でお答えください。ご記入中、ご不明な点がございましたら、担当者にお尋ねください。

ふりがな
お名前 _____　男 ・ 女

生年月日　　大正・昭和・平成____年____月____日生　____歳

ご自宅の住所　〒_____
　　　　　電話　_____

ご連絡先の電話（昼間連絡が取れるところ。現住所と異なるとき）_____

ご職業【差支えがなければ】_____

身長 _____ cm
体重 _____ kg
血圧 _____ / _____ mmHg
脈拍 _____ 回 / 分

歯科人間ドックを受診するのは初めてですか　（はい・いいえ→　　回目）
最後に歯科治療を受けた日　（〜か月前、〜年前など）_____
歯磨きの仕方について指導を受けたことがある　（はい・いいえ）
喫煙されていますか　（はい____本/日　喫煙歴____年・いいえ　禁煙____年・経験なし）
お酒を飲みますか　（はい____日/週　種類_____　量_____　飲酒年数____年・いいえ）
現在医師から処方されている薬などはありますか　（はい・いいえ）
（薬品名：_____）

間食の頻度 _____ 回
食事の回数 _____ 回　　偏食 _____ 回　　嗜好：甘め・辛め
歯磨き回数 _____ 回　　口腔清掃用具の使用 _____

健康調査票

今までに次の病気にかかったことがある方は、該当するものを〇で囲み、また、おわかりのことを具体的に記載してください。

脳血管系の病気	0 はい	1 いいえ	病名_____
心臓の病気	0 はい	1 いいえ	病名_____
呼吸器系の病気	0 はい	1 いいえ	病名_____
喘　息	0 はい	1 いいえ	何歳まで_____
鼻の病気	0 はい	1 いいえ	病名_____
蓄膿症	0 はい	1 いいえ	病名_____
甲状腺の病気	0 はい	1 いいえ	病名_____
消化器（胃腸）の病気	0 はい	1 いいえ	病名_____
泌尿器（腎臓含む）の病気	0 はい	1 いいえ	病名_____
自己免疫疾患	0 はい	1 いいえ	病名_____
リウマチ	0 はい	1 いいえ	病名_____
アトピー	0 はい	1 いいえ	何歳まで_____
結　核	0 はい	1 いいえ	何歳時_____
肝臓の病気（肝炎）	0 はい	1 いいえ	病名_____
腎臓の病気	0 はい	1 いいえ	病名_____
糖尿病	0 はい	1 いいえ	病名_____
性感染症	0 はい	1 いいえ	病名_____
血圧の病気	0 はい	1 いいえ	病名_____
血液の病気	0 はい	1 いいえ	病名_____
アレルギー	0 はい	1 いいえ	病名_____
皮膚の病気	0 はい	1 いいえ	病名_____
口唇ヘルペス	0 はい	1 いいえ	病名_____
神経系の病気	0 はい	1 いいえ	病名_____
精神系の病気	0 はい	1 いいえ	病名_____
顔面や頭部の外傷	0 はい	1 いいえ	病名_____
腫　瘍　など	0 はい	1 いいえ	病名_____
その他の病気	0 はい	1 いいえ	病名_____

現在のお口やお口に関連した身体の状態についてお聞きします。心当たりのある方は、〇印で囲んでください。

5kg 以上の体重減少が3か月以内で生じた	0 はい	1 いいえ
疲れやすい	0 はい	1 いいえ
気力や集中力がない	0 はい	1 いいえ
昼間に眠くなる	0 はい	1 いいえ
眠りが浅い	0 はい	1 いいえ

新しい歯科人間ドックとは

眠れない	0 はい	1 いいえ
朝、起きにくい	0 はい	1 いいえ
ほてりを感じる	0 はい	1 いいえ
手や足が冷える	0 はい	1 いいえ
朝起きると顔や体がこわばる	0 はい	1 いいえ
しびれや感覚の鈍いところがある	0 はい	1 いいえ
頭痛がある	0 はい	1 いいえ
頭が重い	0 はい	1 いいえ
目が疲れる	0 はい	1 いいえ
めまいがする	0 はい	1 いいえ
鼻づまり	0 はい	1 いいえ
食事のスピードが速い	0 はい	1 いいえ
のどがつかえる感じがする	0 はい	1 いいえ
胸がつかえる感じがする	0 はい	1 いいえ
咳がよくでる	0 はい	1 いいえ
歯がしみる	0 はい	1 いいえ
咬むと痛い	0 はい	1 いいえ
歯の色が気になる	0 はい	1 いいえ
歯がグラグラする	0 はい	1 いいえ
歯肉(歯ぐき)から出血する	0 はい	1 いいえ
歯肉(歯ぐき)が腫れている	0 はい	1 いいえ
歯肉(歯ぐき)が痛い	0 はい	1 いいえ
口が乾燥する	0 はい	1 いいえ
口臭が気になる	0 はい	1 いいえ
舌や歯肉(歯ぐき)の色が気になる	0 はい	1 いいえ
舌や歯肉(歯ぐき)にヒリヒリするところがある	0 はい	1 いいえ
口内炎ができやすい	0 はい	1 いいえ
口の中にできものがある	0 はい	1 いいえ
よくかめない	0 はい	1 いいえ
どこでかめば良いかわからない	0 はい	1 いいえ
口が開きにくい	0 はい	1 いいえ
かみ合わせの高さが気になる	0 はい	1 いいえ
歯をかみしめていることがある	0 はい	1 いいえ
歯ぎしりを自覚したり指摘されたことがある	0 はい	1 いいえ
歯並びが気になる	0 はい	1 いいえ

その他、お口の中で気になることがある方は記入してください。
_____
_____

健康調査票

ご家族(両親・兄弟・子ども)や身近な人に今まで大きな病気にかかった人がいらっしゃる場合は間柄と病名をご記入ください。

間　柄 _____　病　名 _____

現在、他の病院に通院していますか　（はい・いいえ）
(病院名：　　　　　　　　何科：　　　　　　　担当医：　　　　　　　)

現在、妊娠中もしくは可能性はありますか　（はい・いいえ）

ご自分のお口の中の健康度は10点満点で何点ですか？

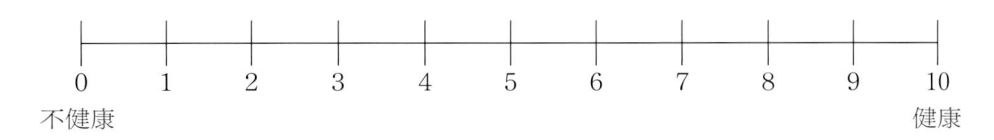

```
 |----|----|----|----|----|----|----|----|----|----|
 0    1    2    3    4    5    6    7    8    9    10
不健康                                            健康
```

私_____は歯科人間ドックの受診に同意します。

平成　　年　　月　　日

ご協力ありがとうございました。

新しい歯科人間ドックとは

健康調査票の確認

　健康調査票の既往歴から、口腔内症状や歯科治療時の注意点などが読み取れる。ただし、患者からの自己申告のみでは確実性がないことがあるため注意を要する。

	病名	症状	留意点
脳血管疾患	脳梗塞	運動麻痺(病巣と反対側の片麻痺)、意識障害、しばしば失語・失行・失認	抗凝固療法により止血困難、舌運動障害、片麻痺による口腔内清掃の不良、モニタリング下での処置、出血時間・PT-INR(抜歯を行うには24～72時間以内のデータ、3.0以下)確認
	脳出血		モニタリング下での処置、血圧のコントロール、舌運動障害、片麻痺による口腔内清掃の不良
循環器疾患	狭心症	胸部痛(胸部圧迫感、絞扼感数分～数十分以内)、心電図(一般的にはST低下)、顎関節症に類似する咀嚼筋痛障害	抗凝固療法により止血困難、出血時間・PT-INR確認、モニタリング下での処置、発作時はニトログリセリン舌下投与、酸素投与
	心筋梗塞	胸部痛(30分以上続く激しい胸部痛)、放散痛(左肩、上肢、頸部、歯)、迷走神経反射、不整脈による意識消失	抗凝固療法により止血困難、出血時間・PT-INR確認、モニタリング下での処置、心筋梗塞の発症後3か月以内は歯科診療禁忌、発症後6か月以内は観血処置禁忌、ニトログリセリン無効
	不整脈		抗凝固療法により止血困難、出血時間・PT-INR確認、ペースメーカー使用者には電気メス・根管長測定器・歯髄診断器・レジン重合光照射器使用原則禁忌 QT延長作用を有する抗不整脈薬服用者にエリスロマイシン(エリスロシン®)、クラリスロマイシン(クラリス®)使用原則禁忌
	感染性心内膜炎		感染性新内膜炎既往患者、人工弁置換患者、先天性心疾患、後天性弁膜症、閉塞性心肥大心筋症なども観血的処置の際に抗菌薬術前投与が必要
	高血圧	正常血圧：収縮期血圧130＞かつ拡張期血圧85	降圧剤による副作用(Ca拮抗薬：歯肉増殖症・口渇、ACE阻害剤：血管神経性浮腫、利尿剤：口渇)、心血管系疾患の発症、後出血に注意
呼吸器系疾患	慢性閉塞性肺疾患(COPD)	慢性気管支炎、肺気腫、喘息の一部が該当	モニタリング下での処置(SpO_2)、治療の際に換気(チアノーゼに注意)
	慢性気管支炎	痰、チアノーゼ	
	肺気腫症	呼吸困難、チアノーゼ、ばち指、口すぼめ呼吸、樽状胸	
	気管支喘息	発作症状：咳嗽、呼吸困難、喘鳴	発作時にステロイド・β2刺激吸入薬使用、長期間のステロイド療法による副腎機能低下に注意
	アスピリン喘息		サリチル酸系消炎鎮痛剤(バイアスピリン®など)やその他のNSAIDs(ロキソニン®、ボルタレン®など)、塩基性非ステロイド消炎鎮痛剤(ソランタール®)、アセトアミノフェン(カロナール®)の原則使用禁忌
	過換気症候群	発作症状：過呼吸、頻脈、四肢・全身のしびれ感、意識レベル低下、失神、助産師の手	既往に応じて前投薬(精神安定剤)検討、発作時は呼吸管理、精神安定剤投与、現在はペーパーバック法は推奨されていない
	慢性鼻炎	鼻閉、口呼吸、歯肉炎(テンションリッジ)・歯周病	
	副鼻腔炎(上顎洞炎)	鼻閉感、片頭痛、後鼻漏、歯性上顎洞炎、逆行性歯髄炎	片側性の場合は歯性上顎洞炎が多い
消化器疾患	潰瘍性胃腸炎	腹部鈍痛、吐血、下血	NSAIDs、塩基性非ステロイド消炎鎮痛剤、アセトアミノフェンの原則使用禁忌、口臭の原因

健康調査票の確認

	病名	症状	留意点
肝疾患	肝炎	血液検査肝機能値上昇(ALT、AST)、ビリルビン値上昇、感冒所見、易疲労感	ウィルス性、アルコール性、薬剤性
	肝硬変	肝機能値上昇(ALT、AST)、ビリルビン値上昇、感冒所見、易疲労感、門脈圧亢進症(食道静脈瘤、メドゥーサの頭、腹水など)、低タンパク血症、浮腫、黄疸	易出血性(凝固因子欠乏、血小板減少)、B・C型肝炎ウイルス感染、肝代謝薬剤の慎重投与
泌尿器・腎疾患	糸球体疾患(ネフローゼ症候群など)	高血圧、タンパク尿、低タンパク血症、浮腫、腎機能値上昇(BUN、血清クレアチニン)	腎代謝薬剤の慎重投与・原則禁忌、易感染性、場合により免疫抑制剤・抗凝固薬の使用
	腎不全(慢性腎不全など)	尿毒症状、消化器症状、心・循環障害、神経障害、精神障害など全身臓器に多彩な症状、腎機能値上昇(BUN、血清クレアチニン)	腎代謝薬剤の慎重投与・原則禁忌、透析中にヘパリン使用、透析のサイクルに注意 腎移植：免疫抑制剤の服用(歯肉増殖症、易感染性)
内分泌・代謝性疾患	糖尿病	血管壁の障害、歯周病、口臭(アセトン臭)、口渇、多飲、多尿、体重減少、糖尿病性網膜症・腎症・神経障害、HbA1c(NGSP ≧6.5)	抜歯などの術後感染(易感染性)、低血糖ショック、2012年4月よりHbA1cがJDR値からNGSP値に変更されている(およそJDR値＋0.4＝NGSP値)、血糖値の確認
	バセドウ病(甲状腺機能亢進症)	メルゼブルグの3徴候(頻脈、びまん性甲上腺腫、眼球突出)、小児・成長期の発症で乳歯・永久歯の早期萌出、口渇	エピネフリン使用による甲状腺クリーゼに注意
	副甲状腺機能亢進症	歯の早期脱落、歯の石灰化不全、病的骨折、高Ca血症	
	Cushing症候群(副腎皮質機能亢進症)	満月様顔貌、歯の早期萌出、高血圧、糖尿病、骨粗鬆症	易感染性
	Addison病(副腎皮質機能低下症)	歯の萌出遅延、口腔粘膜の色素沈着	副腎クリーゼに注意
自己免疫疾患	全身性エリテマトーデス(SLE)	心臓・肺・腎臓病変に注意、口唇・口腔に小潰瘍	免疫抑制剤により易感染性
	慢性関節リウマチ	リウマチ性顎関節炎により開口障害・顎変形症の可能性あり	消炎鎮痛剤服用のため重複投与の注意、リンパ節腫大の時は悪性リンパ腫を疑う、抗リウマチ薬(MTX)による口内炎、骨髄抑制、間質性肺炎
	天疱瘡、類天疱瘡	水疱形成、剥離(ニコルスキー現象)、口腔粘膜のびらん	
	Sjögren症候群	口腔・目の乾燥(外分泌機能低下)、平滑舌	
	Behçet病	口腔粘膜・外陰部潰瘍、網膜ブドウ膜炎、皮膚結節性紅斑	
血液・造血器疾患	特発性血小板減少性紫斑病(ITP)(血小板異常)	血小板数減少、出血時間延長、毛細血管抵抗性低下、粘膜・皮膚に点状出血、鼻出血	易出血性(歯肉出血、抜歯後出血)、血小板数、出血時間、凝固時間(PT、APTT)、血管抵抗性試験の確認
	血友病(凝固系異常)	凝固時間の延長(APTTの延長、PT正常)、粘膜・皮膚に点状出血内なし、血友病A(第Ⅷ因子傷害)、血友病B(第Ⅸ因子障害)	
	von Willebrand病(凝固系異常)	凝固時間の延長(APTTの延長、PT正常)、粘膜・皮膚に点状出血内	
	Osler病、遺伝性出血性毛細血管拡張症(血管障害)	毛細血管抵抗試験正常、口腔粘膜出血、鼻出血	
	Henoch-Schönlein紫斑病、アレルギー性紫斑病(血管障害)	毛細血管抵抗試験異常、粘膜・皮膚に点状出血内、腹痛、関節痛	
	再生不良性貧血	正球性正色素性貧血、好中球減少、血小板減少	易感染性(髄膜炎・敗血症など重傷感染を容易にきたす)、易出血性
	急性白血病	正球性正色素性貧血、血小板減少、白血病性歯肉炎(難治性の歯肉炎)	歯肉出血、抜歯後出血や歯肉口蓋に生じた腫瘤(腫瘤形成白血病)を初発症状として歯科医院を受診することがある。易感染性(髄膜炎・敗血症など重傷感染を容易にきたす)、易出血性

新しい歯科人間ドックとは

	病名	症状	留意点
血液・造血器疾患	鉄欠乏性貧血（Plummer-vinson症候群）	小球性低色素性貧血、スプーン状爪、舌炎（平滑舌）、口角炎、嚥下障害、異食症（氷食症）	胃全摘、月経過多、消化管出血の既往、Hb・Ht低下、血清鉄・フェリチン低下、不飽和鉄結合能低下
	悪性貧血	大球性正色素性貧血、Hunter舌炎、神経症状	ビタミンB12欠乏、葉酸欠乏、胃炎・胃全摘の既往
神経疾患	三叉神経痛	片側性三叉神経領域での電撃痛、Valleixの3圧痛点（眼窩上孔・眼窩下孔・オトガイ孔）、Patrick発痛帯	
	カウザルギー	外傷性知覚損傷、異常感覚・灼熱性疼痛	
	非定型顔面痛	三叉神経領域に一致しない痛み、圧痛点なし	
	顔面神経麻痺	片側の表情筋運動麻痺（中枢性では額しわ寄せ可能）、聴覚障害、涙腺分泌障害、味覚異常、唾液分泌障害	
精神疾患	うつ病 統合失調症	口腔内異常感（舌痛症、抜歯窩の異常感覚、咬合の不安定、口腔セネストパチー）、顎関節症（V型）、心因性口腔乾燥症、不定愁訴	
アレルギー疾患	即時型（I型）アナフィラキシーショック	意識レベル低下、血圧低下、浮腫、皮膚掻痒感、浮腫・気管支収縮による呼吸困難	抗ヒスタミン、ステロイド・エピネフリン投与、気道確保、静脈路確保、救急搬送、アレルギーの原因確認
	即時型（III型）、多型性滲出性紅斑、Stevens-Johnson症候群、中毒性表皮壊死症（TEN）	皮膚・粘膜に発赤・紅斑・びらん・潰瘍	アレルギーの原因確認・除去 専門施設へ早急な紹介
	遅延型（IV型）接触性皮膚炎（金属アレルギー）	扁平苔癬様病変、掌蹠膿疱症	アレルギーの原因確認・除去、パッチテスト
	Quincke浮腫（血管神経性浮腫）	急性限局性の顔面・頸部・口唇・舌・口底に浮腫性腫脹	通常は経過観察、窒息に注意
感染症	結核	顎下・頸部リンパ節の腫脹、穿掘性潰瘍、咳嗽、ツ反陽性	飛沫感染、ただちに保健所への届け出が必要（2類感染症）
	Candida症（鵞口瘡）	舌乳頭萎縮、口腔粘膜の白斑・発赤、口角炎、味覚異常	原因：ステロイド長期使用、AIDS
	破傷風	開口障害、嚥下障害、痙笑（破傷風顔貌）、背筋強直性痙攣、呼吸困難	7日以内に保健所への届け出が必要（5類感染症）汚染土壌での外傷の既往
ウィルス疾患	単純疱疹	口唇や口角に水疱形成	抗ウィルス薬使用検討
	水痘	口腔粘膜に水疱・潰瘍形成	水痘-帯状疱疹ウィルスの初感染
	帯状疱疹	三叉神経領域への片側性水疱形成、帯状疱疹後神経痛、Ramsay-Hunt症候群（顔面神経麻痺、耳部に水疱形成、眩暈、味覚異常、聴力障害、味覚異常）	水痘-帯状疱疹ウィルスの再帰感染、抗ウィルス薬使用検討、神経痛の残存に対しては理学療法、星状神経節ブロック、薬物療法（カルバマゼピン、プレガバリン）
	風疹	耳介後部リンパ節腫脹、発疹、発熱、小点状斑	先天性風疹症（妊娠初期～中期での感染により発症） 7日以内に保健所への届け出が必要（5類感染症）
	麻疹	顔面発疹、Koplik斑（臼歯部頬粘膜の粟粒大小水疱）	7日以内に保健所への届け出が必要（5類感染症）
	流行性耳下腺炎	両側耳下腺腫脹、発熱、唾液腺開口部発赤、唾液分泌量減少、顎下腺にも生じる	
	ヘルパンギーナ	口峡咽頭部に水疱・潰瘍形成	
	手足口病	手・足・口に水疱、口腔ではアフタ形成	
性行為感染症（STD）	淋病	淋性口内炎、淋性アンギーナ	
	梅毒	硬性下疳、バラ疹、間質性舌炎、ゴム腫、先天性梅毒：Hutchinsonの3徴候（Hutchinson歯、実質性角膜炎、内耳性難聴）	7日以内に保健所への届け出が必要（5類感染症）
	後天性免疫不全症候群（AIDS）	日和見感染症（鵞口瘡、単純疱疹、帯状疱疹など）、日和見腫瘍（Kaposi肉腫、悪性リンパ腫など）、毛様白板症	易感染性 7日以内に保健所への届け出が必要（5類感染症）

健康調査票の確認

	病名	症状	留意点
外傷	骨折、打撲	マルゲーニュ圧痛（骨折線に沿った圧痛）、知覚麻痺、開閉口障害（顎運動障害による）、咬合不全	
	顎関節脱臼	閉口不能、流涎、耳珠前方陥凹	徒手的整復後はチンキャップによる開口制限
腫瘍病変	悪性腫瘍（扁平上皮癌）	表在性、内向性、外向性、不定形、境界不明瞭、多彩、潰瘍形成、周囲硬結、神経障害、顎下・頸部リンパ節へ転移など	病変部の外科処置・抜歯禁忌、専門施設へ早急な紹介
	良性腫瘍	類球状、乳頭状、結節状、境界明瞭、色調は発生母地に類似、神経障害なし	悪性腫瘍との鑑別
粘膜疾患	白板症	白色の口腔粘膜病変	前癌病変（悪性転化率約5％）
	紅板症	鮮紅色の口腔粘膜病変	前癌病変（悪性転化率約50％）
	扁平苔癬	皮膚・粘膜に認める（両側頬粘膜にレース様白斑）	前癌状態
唾液腺疾患	唾石症	唾疝痛、開口部からの排膿、導管内なら双指診で触知	
	唾液腺炎	腺体の有痛性腫脹、開口部発赤、唾液の減少	
	口腔乾燥症	唾液分泌量低下、味覚異常、多発性齲蝕、口腔粘膜異常	糖尿病、ストレス、加齢性、薬剤性、（抗コリン系薬剤、ベンゾジアゼピン系薬剤、三環系うつ薬、利尿剤、抗ヒスタミンなど）、放射線性、Sjögren症候群、Mikulicz症候群、心因性
	Mikulicz症候群	唾液腺に両側性無痛性腫脹	
嚢胞性疾患	顎骨嚢胞		X線画像検査、顎骨腫瘍との鑑別
	軟組織嚢胞		
顎関節疾患	顎関節症	開口障害、顎関節痛、咀嚼筋痛、Click音、Crepitus音（Ⅰ型咀嚼筋障害、Ⅱ型関節包・靭帯障害障害、Ⅲ型関節円板障害、Ⅳ型変形性顎関節症、Ⅴ型Ⅰ～Ⅳに該当しないもの）	顎関節炎、腫瘍病変との鑑別
	顎関節炎	開口障害、顎関節部自発痛、咬合異常（下顎健側偏位）、耳前部腫脹・発赤、熱発	
	滑膜性軟骨腫症	開口障害、Crepitus音、咬合異常（下顎健側偏位）	
その他の病気			

　全身症状に関する質問は、口腔内症状に直接的あるいは間接的に関連している可能性がある疾患・病態の質問について列記する。

全身症状に関する質問

著しい体重の増減	増加：過食症、糖尿病、内分泌性疾患（クッシング症候群、粘液水腫、急性副甲状腺機能低下症、インスリノーマなど）、薬物性肥満（副腎皮質ステロイド薬、インスリンなど）
	減少：がん、拒食症、胃腸障害、糖尿病
疲れやすい	糖尿病、慢性疲労症候群、バセドウ病、
睡眠障害（眠れない、眠りが浅い、昼間に眠くなる）	睡眠時無呼吸症候群、ナルコレプシー、うつ病
ほてりを感じる	更年期障害、バセドウ病
手や足が冷える	糖尿病、全身性エリテマトーデス・皮膚筋炎などの膠原病によるレイノー現象
朝起きると顔や体がこわばる	リウマチ性関節炎、顎関節症
しびれや感覚の鈍いところがある	循環器障害、糖尿病、腫瘍などによる神経の圧迫、外傷・外科処置による神経損傷
頭痛がある	片頭痛、筋緊張性頭痛、群発頭痛、頭部外傷、血管障害、頭部・頸・鼻・副鼻腔・歯・口腔・顔面に起因する頭痛あるいは顔面痛、頭部神経痛
鼻づまり	上顎洞炎、上顎洞がん
のどがつかえる感じがする	口腔・舌・扁桃・咽頭部腫瘍、扁桃肥大、異物誤飲、球麻痺（筋萎縮性側索硬化症、重症筋無力症）、仮性球麻痺（両側大脳腫瘍、パーキンソン病）
咳き込む	嚥下障害、口腔乾燥症、結核、肺炎、気管支炎

新しい歯科人間ドックとは

口腔内症状に関する質問

歯が痛む・しみる	う蝕、歯髄炎、歯周疾患、知覚過敏、口腔顔面痛、カウザルギー、神経障害、狭心症による放散痛
かむと痛い	歯髄炎、根尖性歯周炎、歯周疾患、歯冠・歯根破折、咬合性外傷、顎関節症、口腔顔面痛
歯の色が気になる	失活歯、う蝕、外傷、外来性色素沈着、歯石、テトラサイクリン歯、新生児重症黄疸
歯がグラグラする	歯周疾患、根尖性歯周炎、腫瘍などで生じる浮遊歯
歯肉(歯ぐき)から出血する	歯周疾患、がん、血液・造血器疾患、外傷
歯肉(歯ぐき)が腫れている	歯周疾患、根尖性歯周炎、顎骨炎、骨髄炎、嚢胞、がん、良性腫瘍
歯肉(歯ぐき)が痛い	歯周疾患、顎骨炎、骨髄炎、顎骨壊死(BP製剤内服に注意)、三叉神経痛(電撃痛)、がん、嚢胞、粘膜疾患、フェネストレーション
口が乾燥する	口呼吸、糖尿病、ストレス、加齢性、薬剤性、(抗コリン系薬剤、ベンゾジアゼピン系薬剤、三環系うつ薬、利尿剤、抗ヒスタミンなど)、放射線性、Sjögren症候群、Mikulicz症候群、心因性
口臭が気になる	歯周疾患、壊死性潰瘍性歯肉口内炎(腐敗臭)、口腔乾燥、舌苔、胃腸炎、糖尿病(アセトン臭)、がん(癌臭)、心因性
舌、歯肉、口唇、頬粘膜の色が気になる	Metal tattoo、黒毛舌、メラニン色素沈着、色素性母斑、悪性黒色腫、歯周疾患、Peutz-Jeghers症候群、白板症、扁平苔癬、血管腫、Fordyce斑
舌、歯肉、口唇、頬粘膜に痛みやヒリヒリするところがある	舌痛症(バーニングマウスシンドローム)、過度のブラッシングによる擦過傷、カンジダ症、白板症、がん、悪性貧血(Hunter舌炎)、鉄欠乏性貧血(平滑舌)、口腔乾燥(Sjögren症候群、放射線性、加齢性など)、再発性アフタ、Behçet病、褥瘡性潰瘍、熱傷、放射線性口内炎、扁平苔癬、剥離性歯肉炎、急性壊死性歯肉口内炎、天疱瘡、類天疱瘡、ウィルス感染症
口内炎ができやすい	再発性アフタ、Behçet病、ビタミンB群不足、がん、口腔乾燥症(Sjögren症候群、放射線性、加齢性など)、褥瘡性潰瘍、熱傷、放射線性口内炎、急性壊死性歯肉口内炎、扁平苔癬、天疱瘡、類天疱瘡、ウィルス感染症
口の中にできものがある	がん、良性腫瘍、癌恐怖症

かみ合わせに関する質問

よくかめない、かみ合わせが気になる	歯周疾患、不良修復物、顎関節症、歯列不正、顎変形症、口蓋裂、口腔顔面痛、咬合異常感、口腔心身症
歯並びが気になる	歯列不正、顎変形症、口蓋裂、口腔心身症
口が開きにくい	顎骨および周囲組織の炎症、腫瘍、顎顔面外傷、顎関節症、リウマチ性関節炎、顎関節強直症、破傷風、咀嚼筋腱・腱膜過形成症

2章

全身所見の確認

全身所見の確認 　　　　　22

全身所見の確認

全身所見の確認

熊澤康雄

全身所見を確認する意義・目的

歯科人間ドックでは、受診者の歯・顎・口腔の健康状態や悩み、あるいは無自覚な歯・顎・口腔の異常、これらの異常の要因を見出す責務がある。診察者は、受診者を疾病に誘導することなく自然体のままに診ることが重要である。受診者の観察は、歯・顎・口腔疾患のみでなく、全身への影響をみる必要があり、顔を中心に容貌や姿勢など広く、診療椅子に座る前からの観察が求められる。

1. 体格(体つき)のチェック

人の体型は、支柱となる骨格とそれを維持する運動器の筋などでつくられ、その外表を皮膚、内面を粘膜に覆われている。そして、頭頸部は体の最上部にあって、大きな重量で多くの骨、筋の調和のうちに支えられている。このために、歯科人間ドックの診察は、健康状態や生活環境を把握するためにも、個人の体格や体型を知る必要がある。

体格は、身長・体重を含めた身体的計測値と、肥満・痩身などの外観の主観的表現を含んだ体型を合わせ、体格の大小、あるいは栄養状態の良し悪しである。通常は、実測あるいは問診での身長・体重、そこから計算される肥満度(body mass index)BMI$\left[\dfrac{体重(kg)}{身長(m)\times身長(m)}\right]$が用いられ、あわせて胴周囲が用いられる。さらに、体格は受診時前の体重変動、また身長の変動が重要となり、とくに老化にともなう身長減少、脊椎の小さな骨折に留意する。

また、体型の評価は、年齢差、男女差、生活環境や習慣などの個人差により異なる。体型は古典的であるがKretschmerの3分類が簡明であり、それらをもとにそれぞれの中間型を加えた評価が適している(図1)。

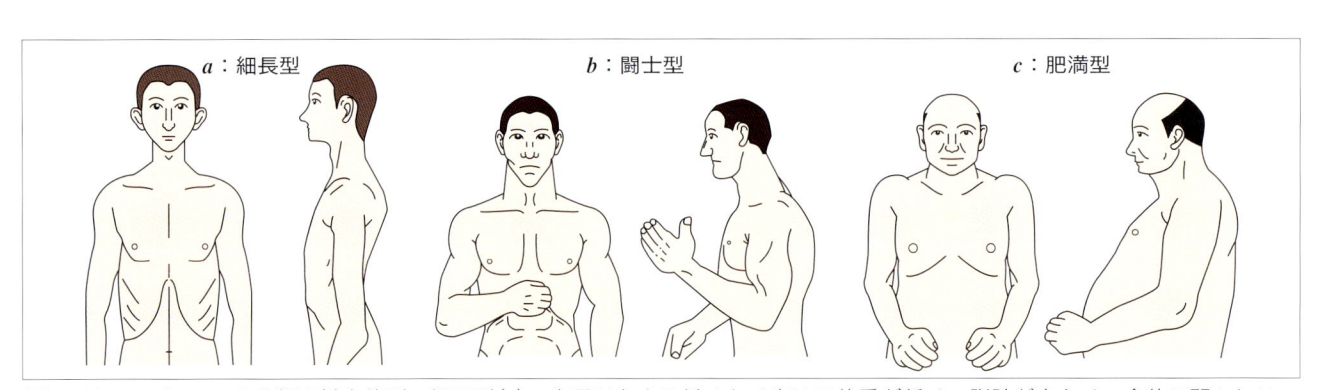

図1 Kretschmerの分類の基本体型。細長型(*a*):身長はあまり低くなく痩せて体重が低く、脂肪が少なく、全体に弱々しい。闘士型(*b*):身長は中等度以上で前身的に筋肉の発達がよくみられ、脂肪が少ない。肥満型(*c*):身長に比して脂肪蓄積の傾向があり、体幹が太くてずんぐりしている。文献1から引用改変。

全身所見の確認

体格、体型などから、受診者の生活環境、生活習慣の類推、栄養状態等の評価をする。

①体格

身長　　　cm（変動あり・なし）　　体重　　　kg（変動あり・なし）

BMI 18.5未満：痩せ
　　　18.5〜25未満：普通
　　　25〜30未満：肥満度1
　　　30〜35未満：肥満度2
　　　35〜40未満：肥満度3
　　　40以上：肥満度4、高度肥満

②体型

肥満、痩身の考慮する原因

・肥満：暴飲暴食、老化、運動不足、糖尿病、食事の変化（偏食）、ホルモン変調、基礎代謝の低下、自律神経失調、慢性便秘など
・痩身：拒食、バセドウ病、がん、糖尿病、暴食、消化器疾患、生活習慣、感染症など消耗性疾患、精神疾患、偏食など

2．姿勢、歩行のチェック

人の姿勢や歩行状態は、歯科の診療対象から外れるが、頭位や顎位、顎運動をはじめ、呼吸機能、嚥下など生理機能が影響を受ける。このため、受診者の姿勢や歩行状態を把握する必要がある。

人の外形は、正中矢状断面おいて、ほぼ左右対称で内臓と詳細な点で左右差があり、顔面もその範疇にある。側面観では、脊椎は、頸部は前方に凸出、胸部が反対に後方に凸出して、再び、腰部が前方に凸出して仙骨と尾骨が後上方にゆるやかに湾曲している。頸部湾曲は頭を支え、胸椎は胸郭の形成と上方を支え、腰部湾曲は上方を支え起立、歩行にともなう仙・尾骨の後下方への傾斜を補って体を支えている。坐位においても、股関節より上方は維持される。多くの歯科用椅子では、受診者が座ってからではみることが難しい（図2）。

また人の重心は、この脊椎湾曲を維持して、仙骨の岬角の下で第二仙椎の高さ、第二仙椎前縁にある。体の重心線は体の正中矢状断面、身の重心を通る垂直線になる。側面では、外耳道、第二頸椎の歯突起、頸胸椎境界、胸腰椎境界、体の重心、股関節、膝関節、距腿関節（前方）を通る垂直線になる（図3）。人の歩行は、脊椎湾曲のある姿勢を維持して直立二足歩行をしている。歩行は踵接地、足底接地、立脚中期、足底接地、踵離地、足尖離地の順で左右両下肢を交互に周期的に動かすことになる。この歩行障害は、運動障害、大きなエネルギー消耗をともなうだけではない。頭位も前かがみに前方傾倒し、頭部を支える筋が影響を受け、頭頸部の筋、咀嚼筋などが影響を受けるようになる。さらに体の前屈の進行は、呼吸、消化器などに影響を与える。

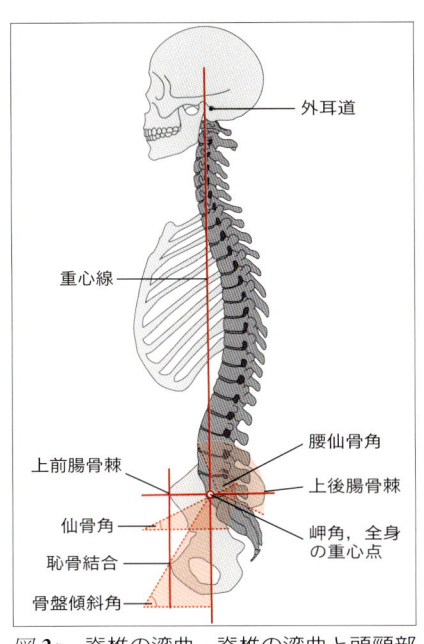

図2a　脊椎の湾曲。脊椎の湾曲と頭頸部の重心線。文献2から引用改変。

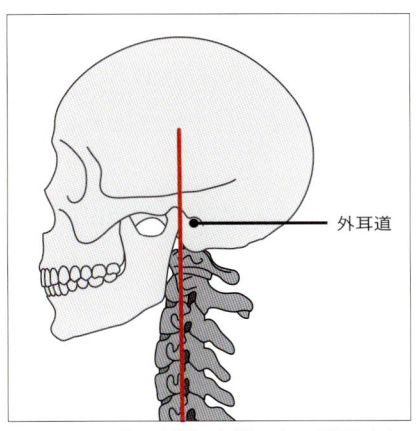

図2b　頭頸部の拡大。文献2から引用改変。

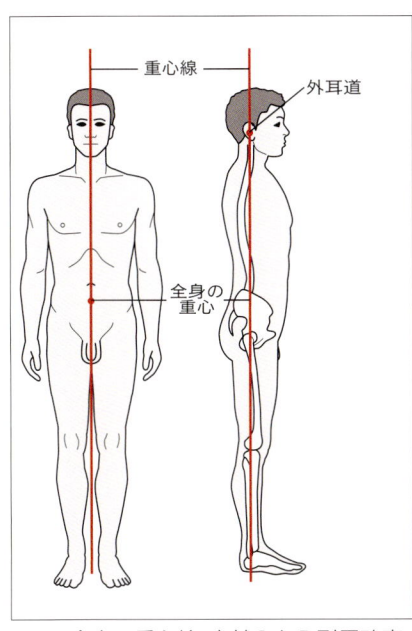

図3　全身の重心線。文献3から引用改変。

全身所見の確認

3．皮膚のチェック

　日本人の皮膚の色は、黄色の色調をともなう白色から褐色までである。体毛は一般に少なく、多くの男性でもヒゲが薄く、髪は黒色で直毛が多く、モンゴロイドの特徴が一般的である。虹彩の色は暗褐色、あるいは黒色である。

①顔色の主な留意点

- 皮膚の蒼白は貧血を疑う。皮膚の色、下眼瞼を反転させた結膜の白さ、爪先をみて、白さと変形の確認をする。また、暗紫色を帯びるときは、心肺機能不全などを疑い、爪先もみる。
- 皮下出血斑などから出血性素因を疑い、また既往により外傷も考慮する。
- 紅色は充血、暗紫色を帯びるものはうっ血で領域の血液循環が障害を生じている。
- 頬部の蝶形紅斑、全身エリテマトーデス。
- 頬や鼻尖部を中心とした鼻に微小血管の拡張がみえる肝障害、飲酒癖など。
- 顔全体の黄ばんだ皮膚や眼からは黄疸といった肝障害など。
- 母斑やあざなどは、色、大きさの変化などを聞き、表面の性状にも留意する。

②顔面の浮腫

- 指圧、あるいは指先でつまんでその指圧痕の戻りが遅い。眼瞼に現れ、腫れ気味で眼列が閉鎖傾向になる。循環器疾患、腎疾患、栄養失調(偏食など)といった全身疾患を考慮する。

顔色の評価

　　　色調の異常(なし　・　あり＿＿＿＿)　日焼け(なし　・　あり)

　　　色素沈着(なし　・　あり＿＿＿＿)

　　　色素の喪失(なし　・　あり＿＿＿＿)

　　　あざ(なし　・　あり＿＿＿＿)

　　　母斑の変化(なし　・　あり＿＿＿＿あり)

体格	異常なし　・　異常あり
姿勢、歩行	異常なし　・　異常あり
皮膚	異常なし　・　異常あり

全身所見の検査結果。

参考文献

1．森於菟，平澤興ら分担：解剖学Ⅰ　9版増刷．東京：金原出版，1968．
2．坂井建雄，村松譲兒(監訳)．脊椎と骨盤対の縫合．プロメテウス解剖学アトラス．解剖学総論／運動器系．第2版．東京：医学書院，2011；101．
3．坂井建雄，村松譲兒(監訳)．全身の重心と重心線．プロメテウス解剖学アトラス．解剖学総論／運動器系．第2版．東京：医学書院，2011；27．

3章

口腔外検査

唾液検査	26
視診	31
触診	34
顎関節症関連検査	38

口腔外検査

唾液検査

佐藤　勉／鴨井初子

図1　オーラルペーハーテスト。

図2　オーラルテスターミュータンス＆バッファー。

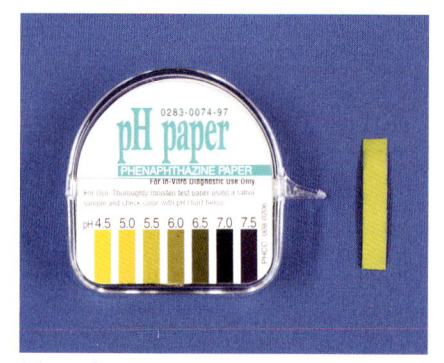

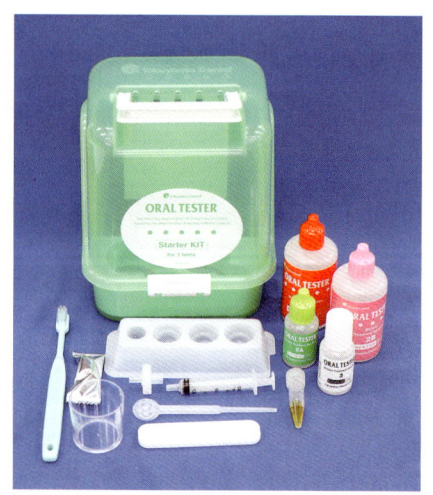

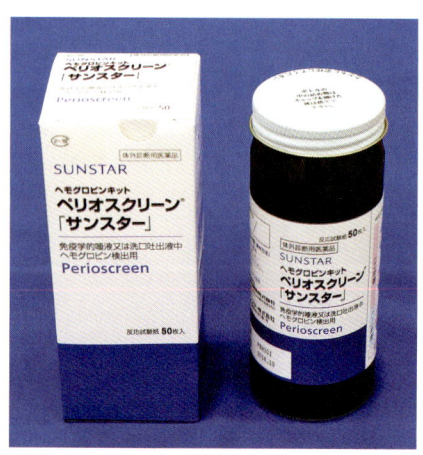

図3　ペリオスクリーン®。

唾液検査の意義・目的

　唾液は耳下腺、顎下腺、舌下腺および小唾液腺より口腔内に分泌される物質である。唾液成分の99％以上は水分であるが、唾液はその他に無機質や有機質など多くの物質を含んでいる。それらの物質はさまざまな生理作用を有しており、健康との関連も知られている。唾液は口腔特有の物質であり、口腔の状態をよく反映していることから、その成分の量的・質的変化は口腔の状態を評価するうえで重要な指標となりうる。加えて唾液は無痛下で簡便に採取可能であることから、唾液検査は歯科人間ドックにおける検体検査として実施しやすい。すなわち、歯科人間ドックにおける唾液検査は、受診者の口腔の健康状態を把握するための基本的な検体検査といえる。

　本項では、刺激唾液を用いた検査について解説する。具体的には分泌量、Streptococcus mutans (S.mutans) 数、緩衝能およびヘモグロビン検査を取り上げ、原理、意義および方法を述べるとともに、結果の解釈と受診者への説明について解説する。

検査項目

1. 唾液分泌量測定
   （検査用のガムを5分間噛んだ時の唾液量：刺激唾液）
2. 唾液pH値測定：オーラルペーハーテスト（図1）
3. う蝕リスク検査
   （S.mutans数の測定）：オーラルテスターミュータンス（図2）
4. 唾液の緩衝能検査：オーラルテスターバッファー（図2）
5. 歯周病リスク検査：ペリオスクリーン®（図3）による潜血反応

※なお、ここに記載した検査項目については、他のメーカーから試薬や測定キットが提供されているものもあるが、その測定原理や方法等についてはおおむね同様である。

検査に使用するもの

■必要器材

・オーラルペーハーテスト（サンデンタル株式会社）
・オーラルテスターミュータンス（株式会社トクヤマデンタル）
・オーラステスターバッファー（株式会社トクヤマデンタル）
・ペリオスクリーン®（サンスター株式会社）

唾液検査

検査の実際の流れ

■注意事項

唾液採取は飲食後2時間以上経過した時点で行うことが望ましい。また直前のブラッシングは禁止する。

1 | 唾液の採取(図4)：付属のガムをゆっくりと5分間噛み続け、流出してくる唾液を適時、唾液計量カップ(試験管)に吐きだしてもらう。

2 | 唾液分泌量を測定する(図4)

3 | S.mutans数の測定(図4)
　①シリンジ内に採取した唾液を吸いとり、次いでフィルターを装着した後に濾過する。処理液トレーの各穴に処理液を滴下し、処理液の吸引と濾過を繰り返し、抗原抽出液を調整する。
　②クロマトデバイスに抗原抽出液を添加し、10分後にテストラインの発色を判定用チャートと比較し判定する。

4 | 唾液pH値測定(図6)
　①テープを約3cmの長さに切り取り、唾液を滴下する。
　②変化したテープをカラーチャートに適合し、pH値を測定する。

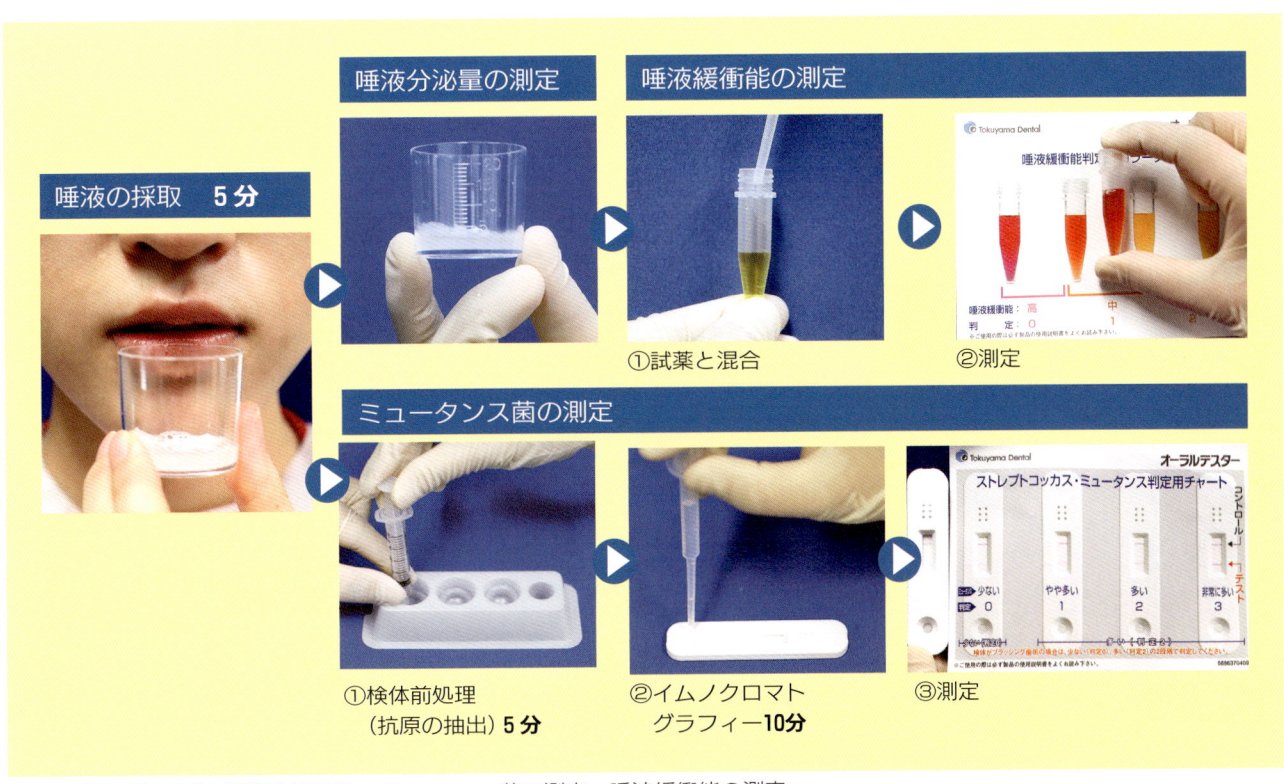

図4　唾液採取→唾液分泌量の測定→S.mutans菌の測定・唾液緩衝能の測定。

口腔外検査

5 唾液の緩衝能検査(図4)

①スポイトを用いて0.5mLの唾液を採取し、判定チューブに入れる。
②判定チューブの蓋をしっかりと閉め、4〜5回唾液と試液がよく混ざるようにゆっくりと転倒混和する。
③判定チューブの色と判定用カラーチャートを比較し、唾液緩衝能を測定する。

6 歯周病検査(図5)

(反応試験紙は15分ほど前に冷蔵庫から出し室温に戻しておく)

①スポイトを用いて1mLの唾液を採取し、これを水で5倍に希釈し測定用試料とする。
②反応試験紙下端の試料添加部(パッド部分の半分程度)を測定用試料に浸す。
③5分後に反応試験紙の固定化部を観察し、判定見本と比較して陽性、陰性を判定する。

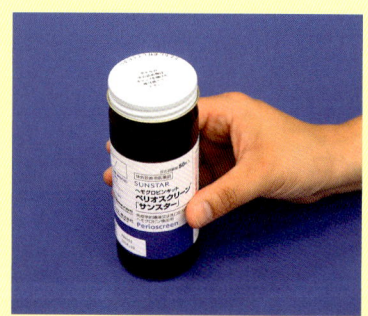

事前に冷蔵庫から出して15分程度置いて室温に戻してください。

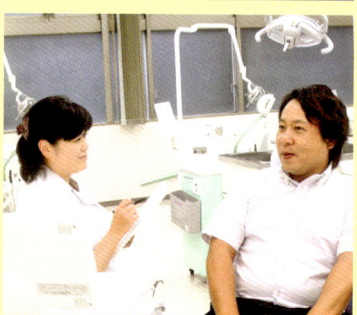

飲食または歯磨き等の事前情報を確認(飲食または歯磨き後2時間以上経過してから、検体の採取を行ってください)

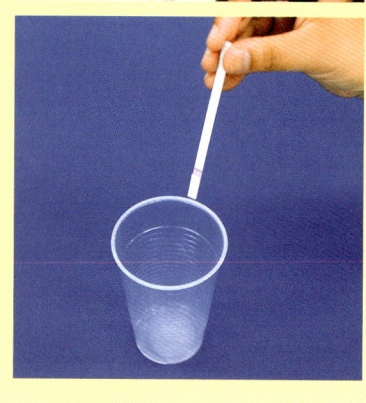

反応試験紙下端の試料添加部(パッド部分の半分程度)を測定用試料に浸します。

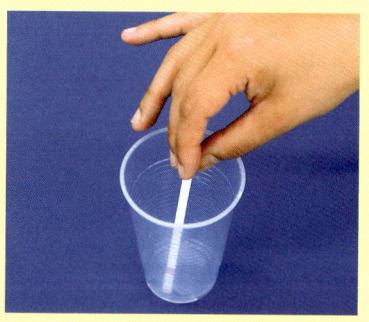

コップに対して図のように反応試験紙を差し込んでください(コップの壁面に反応試験紙をくっつけない)。

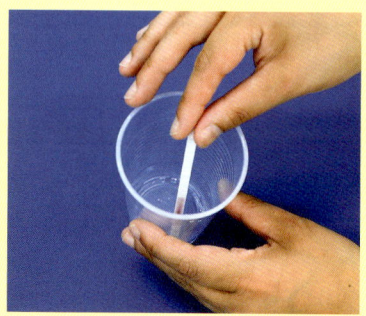

反応試験紙を浸したまま、5分後に、反応紙の抗体固定化部を観察し、判定見本と比較して陽性、陰性を判定します。

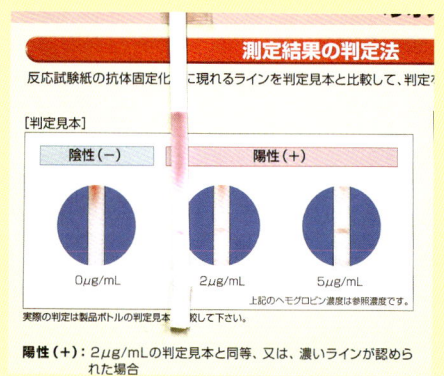

測定結果の判定法
反応試験紙の抗体固定化部に現れるラインを判定見本と比較して、判定

[判定見本]
陰性(−)　　陽性(+)
0μg/mL　2μg/mL　5μg/mL
上記のヘモグロビン濃度は参照濃度です。
実際の判定は製品ボトルの判定見本と比較して下さい。

陽性(+)：2μg/mLの判定見本と同等、又は、濃いラインが認められた場合

図5　歯周病検査。

検査結果の見方

①唾液分泌量：基準値(ノーリスク)　10mL 以上/5分

　6.0mL 未満/5分は唾液による自浄作用が十分でなく、抗菌効果や緩衝能も弱いと考えられる。したがって、う蝕リスクがあると評価する。さらに、口腔乾燥症についても考慮する。

②唾液 pH 値測定：基準値　pH7.5

　pH 値が低いほど口腔内が酸性に傾き、歯の脱灰が進みやすい環境と考えられる。

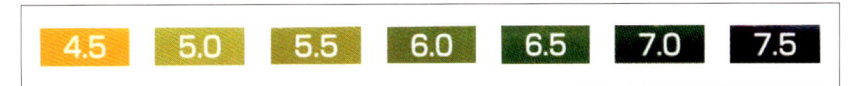

図6　PH 値カラーチャート。

③緩衝能：基準値　中等度

　唾液緩衝能が高い場合は、唾液中に酸を中和する物質(主に重炭酸塩)が多く含まれていることを示しており、う蝕発生のリスクは低いと評価する。

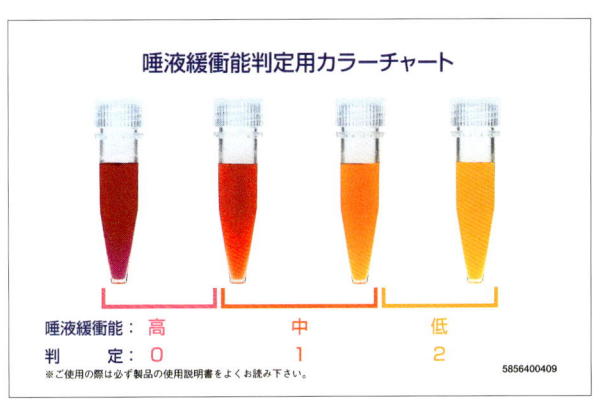

図7　唾液緩衝能判定用カラーチャート。

④ S.mutans 数：基準値　少ない(コード 0)

　S.mutans はう蝕発生ともっとも関連が強い細菌である。したがって、その数が多いほどう蝕リスクは高いと評価する。

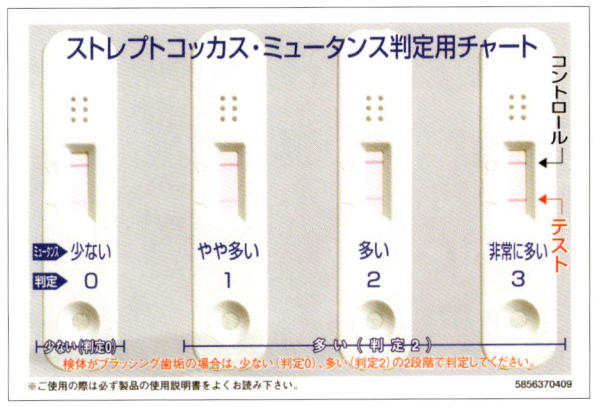

図8　ストレプトコッカス・ミュータンス判定用チャート。

口腔外検査

⑤歯周病検査：基準値　0μg/mL（陰性）

　反応試験紙に固定化された抗ヒトヘモグロビン・モノクローナル抗体（マウス）はヒトヘモグロビンのみと特異的に反応する（食餌由来の他動物種ヘモグロビンの影響を受けない）。したがって、本検査で陽性となった場合、受診者自身の歯周組織からの出血と考えられる。陽性の場合は歯肉に炎症があることを示しており、さらに精査が必要と評価する。

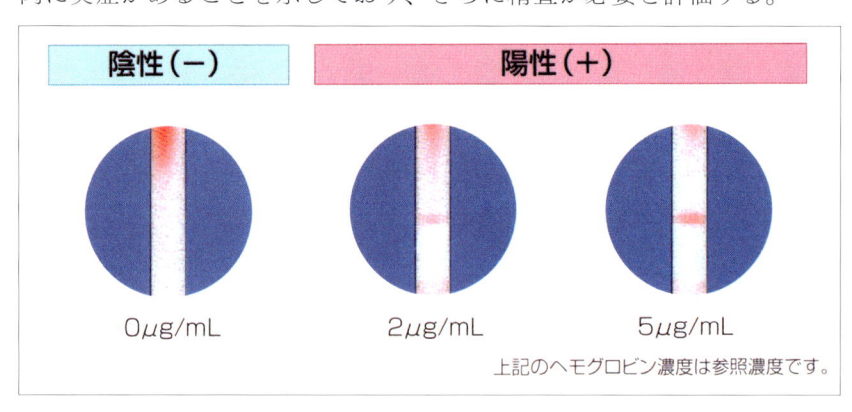

陰性（−）	陽性（＋）	
0μg/mL	2μg/mL	5μg/mL

上記のヘモグロビン濃度は参照濃度です。

検査結果の伝え方

　唾液分泌量が6.0mL未満/5分の場合、唾液による自浄作用が低下することから、口腔内が不潔になりやすいことを伝える。同時に口腔乾燥症の疑いについても説明し、必要であれば精査し、原因を探る。口腔内が不潔になると、う蝕、歯周病リスクともに上昇する可能性が大きいことを伝える。また、*S.mutans*数が多い場合や緩衝能が低い場合は、現在う蝕に罹患していなくてもリスクが高いため、定期的なPMTCによる予防処置の必要性や生活習慣、食生活の見直しをアドバイスする。唾液pHが酸性側に常時ある状態は、歯の脱灰リスクが大きいことを伝え、水やお茶などの摂取や口の中のすすぎを時々行うよう勧める。また唾液分泌を促す唾液腺マッサージ法などを指導する。ペリオスクリーン®陽性の場合は、検査結果を受診者に確認してもらい、歯周病に罹患している可能性が高いことを説明し、歯科受診を促す。

唾液検査結果用紙。

検査項目	検査結果	基準値
唾液分泌量		10mL以上/5分
唾液pH値		pH7.5
緩衝能		中程度
歯周病検査		0μg/mL（陰性）

視診

熊澤康雄／岡本秀平

視診の意義・目的

　日本人の顔の基調は、モンゴリアン（Mongolian race）の特徴を現す。この基調は、頭の形が短頭形で顔面がわりに広く、頬骨が突出傾向にある。目は、眼瞼が斜めで内眼角に蒙古ヒダを認めることがある。鼻は中等度の高さで鼻孔が卵円形か円形である。そして、人は、人の顔を見るとき、顔面と頭部の額部、頭髪部を含めた範囲を顔として一般的に認識する（図1）。

　人は普通に個人識別できるほどまで他人の顔面を図1のように詳細にみている。そして視認した顔に特別な違和感や異常がない場合、人は視認した顔を評価せずに受け入れている。顔貌の形態には個人差があり、ある程度の許容範囲をもっている。

　さらに、顔貌の視診は形態的なものだけでなく、無意識のうちに身体的問題を現す表情が重要な指標となる。

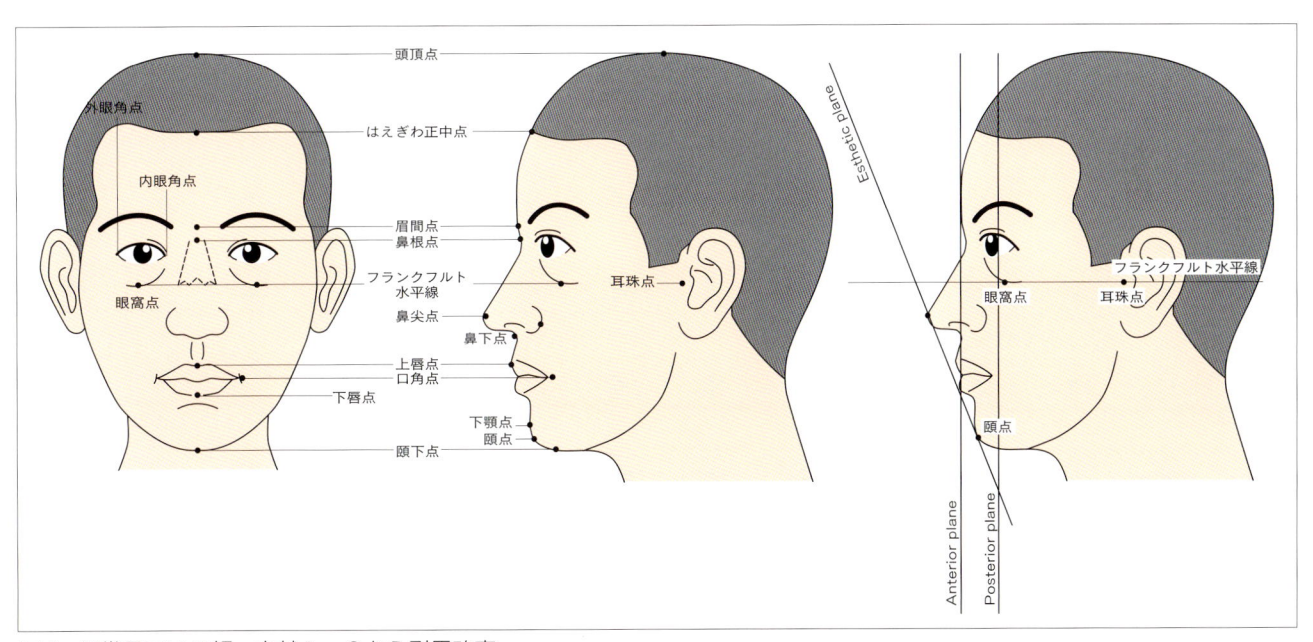

図1　通常見ている顔。文献1、2から引用改変。

口腔外検査

顔貌の診査方法

　顔貌は正面、左側、右側、オトガイ下・顎下、頭頂側の各方向からみる。頭頂側からの視診は、頬部の腫脹、左右の対称性などをみる。オトガイ下・顎下部からの視診は、顎下部、オトガイ部の腫脹や左右差の診査に不可欠なものである。歯科では、診察は患者を治療椅子に座らせ斜めに対面するため、びまん性のわずかな腫脹に注意が必要である。また、オトガイ下・顎下、頭頂側からの視診は一般に少ないので、習慣付けが必要である(図2)。

①診査

　顔の視診は眼窩とその周囲、鼻を参考として、顔面の下方である中・下顔面を対象に全体を見ることになる。顔貌に左右の眼裂を結んだ水平線とこの水平線上の鼻根からの垂線(点線)がつくるT字を想定する。そして、この垂線を基準に左右を診ることになり、この垂線上に鼻背、鼻尖、鼻下点、鼻唇溝、上唇結節、オトガイ下点があって左右差がないことが理想となる。水平的には眼裂、口裂(左右口角の平行性)、左右の下顎角、オトガイ下点、そして左右肩を結んだ水平線を想定し、それぞれ平行性をもって垂線に直交するのが理想である。側顔貌で上下顎の顎位の位置関係、オトガイ部の突出の有無、オトガイ下の緊張などをみる(図3)。しかし、歯・口腔・顎の診察なので、下顔面を中心に、とくに

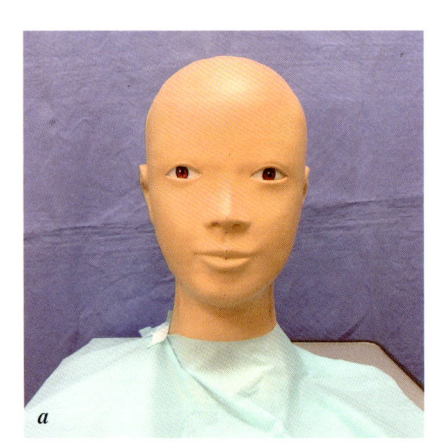

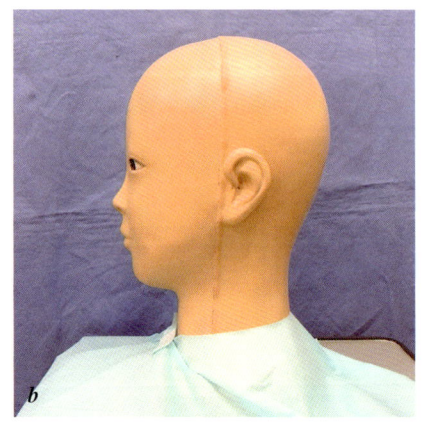

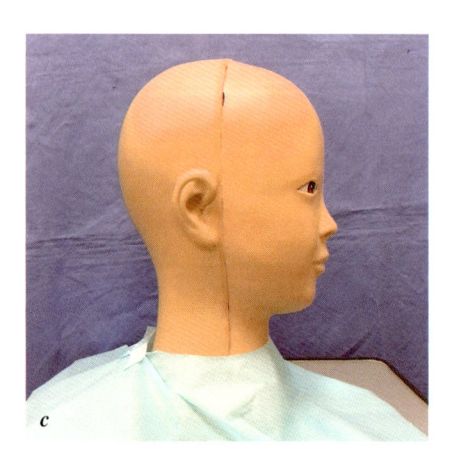

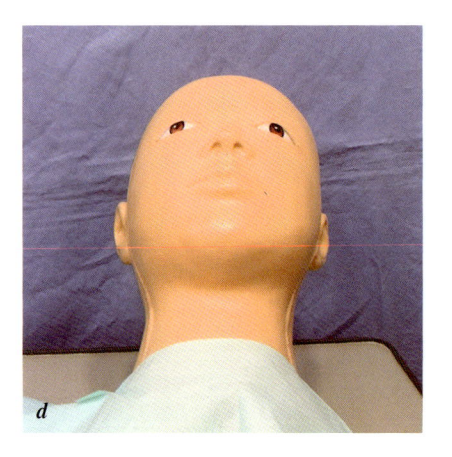

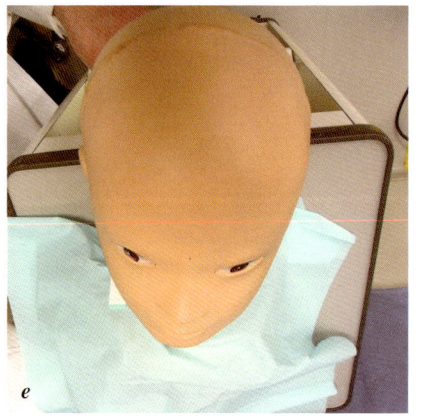

図2　顔の視診方向。正面(*a*)、左側面(*b*)、右側面(*c*)、オトガイ部(6時方向)から頭頂方向をみる(*d*)、頭頂部(12時方向)から顔をみる(*e*)。

頬部と鼻より下方が重要となる。

　顔面の腫脹(膨隆)など異常部は、局所的な部位と範囲、大きさ、形状、表面皮膚の色調と緊張度をみる。境界が明瞭な場合は限局性の腫脹(膨隆)、不明瞭な場合はびまん性の腫脹(膨隆)とみる。これらの所見に触診の所見を合わせてみる。

　また、診療領域外だが、日本人の多くは鼻背が屈曲しており、鼻背の湾曲が強い場合、鼻閉、副鼻腔疾患を考え、既往など聴取する必要がある。とくに鼻出血があるときは、悪性腫瘍を疑い慎重な既往の聴取などが必要である。

②表情

　表情は、視覚的な動作として患者の抱える悩みや気付かない症状の身体表現として無意識のうちに現すことがあり、重要な指標となる。表情と評価は、主観的になるため、受診者側と診察側の双方が共通にとらえるのがよい。

③表情の程度

・表情が暗いときには、精神的な訴え、あるいは神経系の症状であるか、医療面接の結果とあわせてみる。
・苦悶状を呈する状態は、疼痛性疾患、三叉神経痛で発痛の動機の確認や発痛点の触診。
・打撲などでは顔色、色素斑と腫脹(浮腫)、皮下出血斑、瘢痕などの有無をみる。
・表情筋の左右差は顔面神経麻痺を疑う。

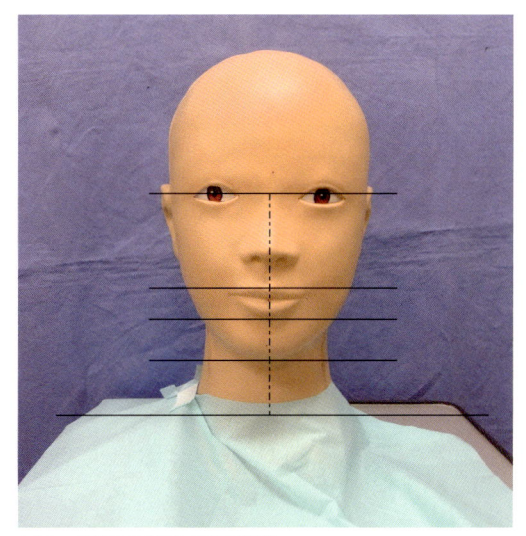

図3　顔貌の視診の基準線。

視診	異常なし　・　異常あり

視診の検査結果。

参考文献

1. 難波雄哉(編). 顔面の測定点. 頭蓋・顎・顔面外科. 第1版. 東京：克誠堂出版, 1985；19.

2. 難波雄哉(編). ricketts による好ましい側貌. 頭蓋・顎・顔面外科. 第1版. 東京：克誠堂出版, 1985；2.

口腔外検査

触診

熊澤康雄／岡村　尚

触診の意義・目的

　触診は、手指を用いて患部や局所に触れ、または圧迫して症状や異常を知る基本的な診察である。顎顔面領域の触診は、口腔内外との双手診で、唾液腺の刺激や口腔内への指の挿入もともなう。このため、歯科ドックにおける触診は、日常臨床と異なり唾液検査などの終了後に行う。

1．触診方法

　異常部が、まず軟組織に限局したものか触診で判断する。その結果、皮膚に連続(付着)して軟組織に限局したものは、皮膚科などへ対診する。異常が皮膚と口腔粘膜間、あるいは粘膜に連続しているものは、口腔内所見と合わせてみる。次に骨の腫脹(膨隆)の有無を判断する。骨の腫脹(膨隆)などがあれば、歯、骨の関係を口腔内所見と合わせ考える。

　瘢痕や陥凹は外傷、歯の疾患等の医療履歴などと合わせて考える。そして、陥凹は瘢痕か瘻孔であるか判断する。瘻孔は圧迫による分泌物の有無を診査し、分泌物の性状を調べる。さらに瘻孔は、消息子(ゾンデ)の挿入を試みて、挿入の可否、挿入方向、盲孔で軟組織に終わるか、骨に触れるかをみる。そして、ゾンデに付着する分泌物を確認する。しかし、病変部を刺激しないようにして専門医へ相談する。

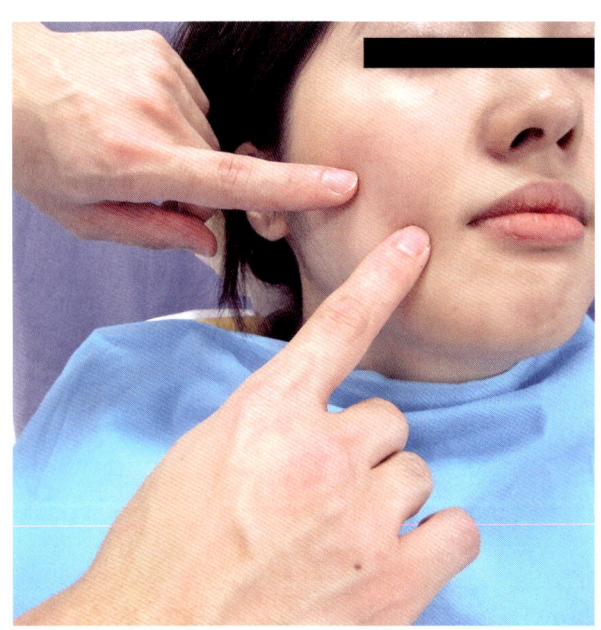

図1　口腔外の触診方法。双手診で腫脹の範囲の確認、内容物の推測、波動などをみる。

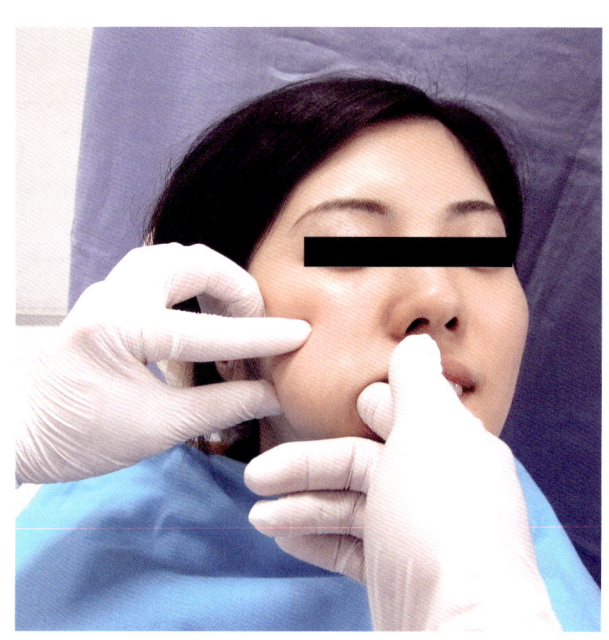

図2　口腔外の触診方法。片方の手指を口腔内に挿入し、反体側の手指で口腔外の腫脹部を触れ、顎骨や口腔粘膜との関係をみる。

2．唾液腺の触診

　唾液腺の触診は、腫脹がみられなくとも耳下腺、顎下腺、舌下腺の大唾液腺と口底の触診を行う。大唾液腺の触診は、双指診が必要であり、左右側の比較を必ず行う。腫脹の有無、硬結節、波動、硬固物の有無をみる。

　舌下腺、顎下腺、とくに顎下腺は、口腔外から腫脹がわかっても触診で各唾液腺とリンパ節を判別する(図3)。

　耳下腺は該等部位を指で触診して腫脹の有無を確認する。触診での下顎下縁の触知の有無は、耳下腺咬筋、下顎角、顎下部の評価、口腔内から耳下腺乳頭部を中心に触診が重要となる。咬筋の影響をみるためにかみしめ時との比較が求められ、左右側の比較を必ず行う。肥満傾向にある人はとくに触診をして唾液腺の腫脹の有無を確認する(図3～5)。

3．リンパ節の触診

　頭頸部はリンパ節が多く、全身のリンパ流に関係している。顔面・頸部のリンパ節の腫脹はよくみられ、臨床的にもその触診がきわめて重要なものである。リンパ節には、組織、領域に付随した一般的な生体防御としての領域リンパ節とリンパ流が体を循環したリンパ本管に合流するリンパ節がある。

　頸部には、全身のリンパ流が流入する主要な部位が2か所ある。

①内頸・顔面静脈の静脈角

　頭顔面部の領域のリンパは斜め下方に向かって個々に流れ、垂直に向きを変えて顔面静脈に接して頸部を下行して流入する。

②内頸・鎖骨下静脈の静脈角(頸静脈と鎖骨下静脈の合流点でリンパ液が流入する)

　主要なリンパ本幹の胸部リンパ節(縦隔および気管・気管支部)からと腹部、骨盤部からのリンパが胸管を通って静脈系に合流し、左側頭頸部領域と体幹からのリンパと左鎖骨下の静脈角で合流する。右側リンパ本幹は右側鎖骨下の静脈角で右側頭頸部領域と体幹部からのリンパと合流して終わる。

　したがって、全身のリンパは左右の内頸、鎖骨下静脈角に流入し、頭頸部領域の疾患だけではなく、他の部位に生じた疾患が頸部リンパ節に腫脹を生じる。このためにも皮膚の腫脹の有無にかかわらず、オトガイ、顎下部のみでなく、頸部鎖骨下までリンパ節の腫脹の有無を系統的に触診しなければならない。

③触診方法

　頭部を少し前方に傾け、目的の部位(顎骨・舌骨に付着する)の筋や皮膚などの緊張を緩める。次いで示指、中指、薬指の3指と拇指で挟んで行う。しかし対側が硬い顎下部など顎後方部などは下顎骨に押して3指

口腔外検査

でみる。触診は両側に行い左右を対比してみる。

舌下腺、顎下腺部の触診による鑑別が需要である。このためには、一方の指で口腔外から圧迫して、もう一方の指を口腔内に入れて口底を触診することが欠かせない(図3, 4)。

4. 頭頸部リンパ節の触診順序

①オトガイ下リンパ節と顎下リンパ節を触診する。
②下顎角部。
③胸鎖乳突筋に沿って進む。
④鎖骨窩リンパ節を触診する。
⑤副神経に沿って後頭部、耳介部を触診する。

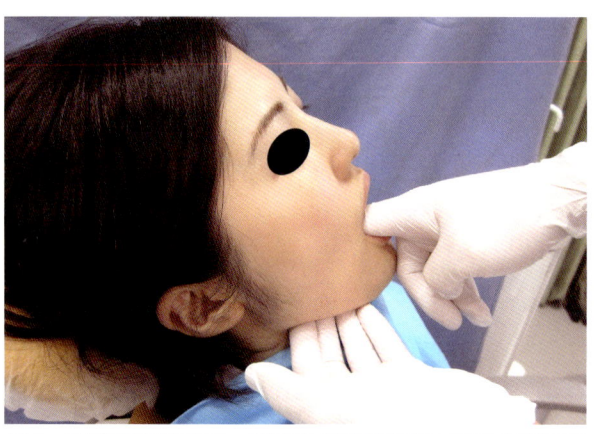

図3 唾液腺の触診法。唾液腺の該当部を両方の手指で触診する。耳下腺、顎下腺では下顎下縁、下顎角との関係を触診する。

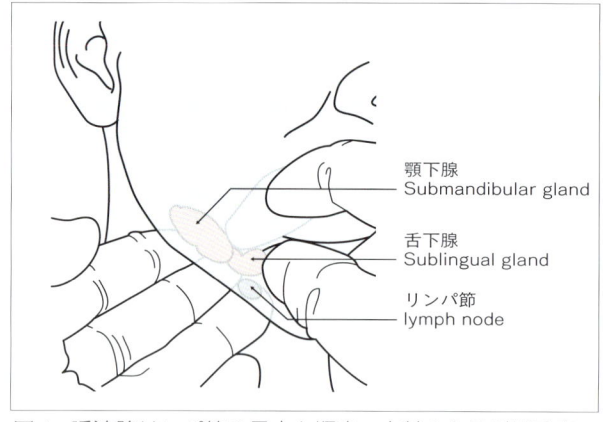

図4 唾液腺リンパ節の見方と順序。文献1から引用改変。

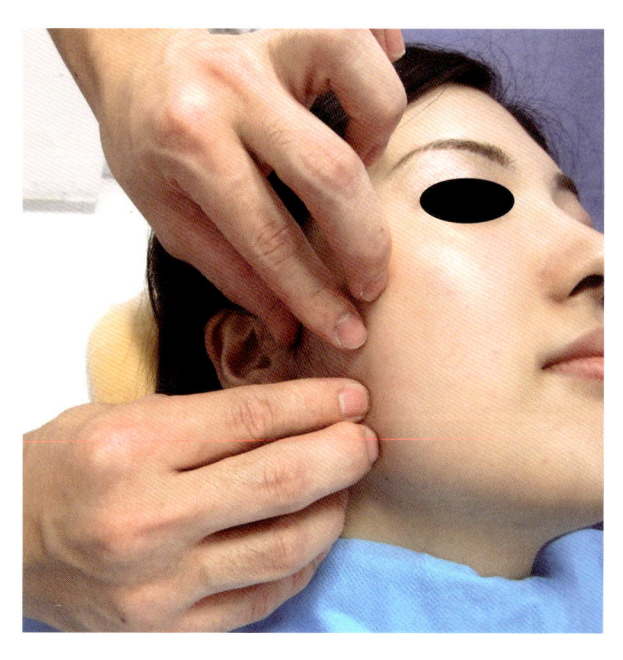

図5 耳下腺、咬筋部の触診。

触診

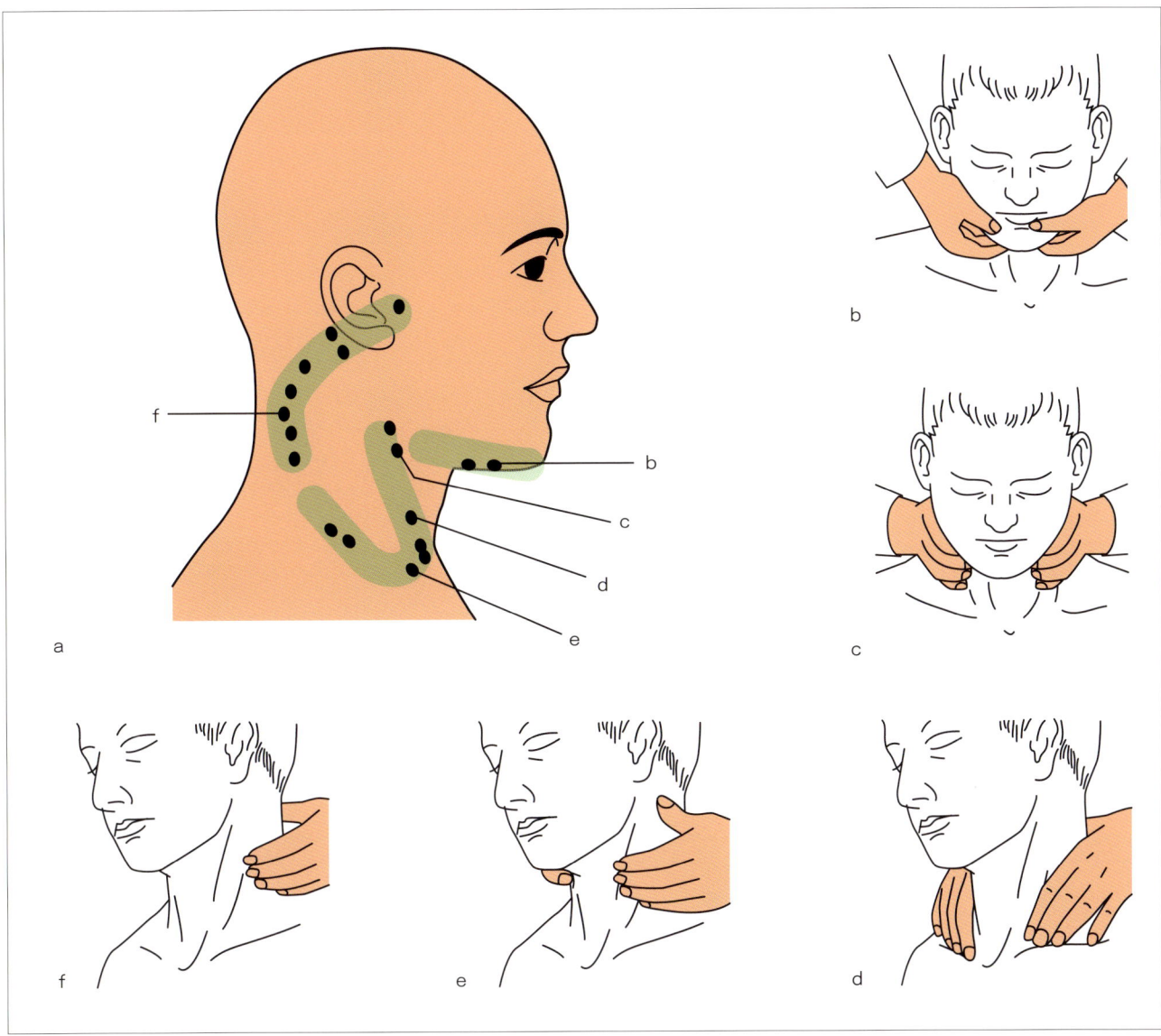

図6 頸部リンパ節の触診。文献2から引用改変。

検査結果の伝え方

　リンパ節腫脹の有無、位置、大きさ、形、硬さ、圧痛の有無などを触知する。生理的、異所性は孤立性に触知され、一般に無痛性である。その表記は頭頸部腫瘍学会の表記における部位の触診が望ましい。リンパ節の異常は専門医への受診をすすめる。

触診	異常なし ・ 異常あり

触診の検査結果。

参考文献

1. 坂井建雄, 河田光博(監訳). 両手を用いた唾液腺の診察. プロメテウス解剖学アトラス. 頭部／神経解剖. 第2版. 東京：医学書院, 2011；113.
2. 坂井建雄, 大谷修(監訳). 頸部リンパ節の触診. プロメテウス解剖学アトラス. 頸部／胸部／腹部・骨盤部. 第2版. 東京：医学書院, 2011；15.

口腔外検査

顎関節症関連検査

原　節宏

顎関節症関連検査の意義・目的

　顎関節症の診断は、1990年代後半から大きく様変わりをし、これまで原因とされていた顎関節円板の偏位・変形や、周囲組織の過負荷・炎症などの構造的損傷モデルが主体ではなく、筋膜痛(Myofascial pain)を主体とした生物医学的因子、疼痛時に無意識にとってしまう行動や不適切な思い込みなどの心理・行動学的因子、家族関係・労働環境などの社会・経済的因子が絡み合って発症する生物心理社会的疼痛症候群モデルであるという見解に大きく変化し、世界的にコンセンサスがとれてきている[1〜3]。これにともない、重要性が低くなった精密な機器による顎機能検査、関節円板のMRI検査や、関節円板の動態に左右される関節雑音の検査などのかわりに、筋などの軟組織に対する触診と運動検査を中心とした臨床的診察と、心理・社会面に配慮したていねいな医療面接(問診)が検査の主体となっている[4,5]。

> **COLUMN　顎関節症の診断と治療に対する米国国立衛生研究所(NIH)の基本声明[4,5]**
>
> 　1996年に、顎関節症の混乱を国家行政として取り上げ、米国国立衛生研究所(NIH)により顎関節症の診断と治療についての声明が公布され、非侵襲的な保存療法で管理し、さらに行動療法によって補完すべきであることが提唱された[4]。この声明は、臨床研究に携わる者の間では広く受け入れられた一方で、開業歯科医師の間では議論が存続し、科学と臨床の間に受け入れがたい溝が生じてしまった。この状況における最大の犠牲者は顎関節症の患者自身であった。これまで、NIHから公布されたアマルガムやフッ化物の取扱いについての声明は、1回の公布により、その意図が世界的に広まった経緯があったが、顎関節症の診断と治療の声明に関しては、その限りではなかったことから、2010年3月3日、米国歯科研究会(AADR)の評議会は、その後も混乱が続いていることを受けて、15年ぶりに改訂された声明を承認し、公表した[5]。2回目の声明を要約すると以下のようになる。
>
> 1. 診査・検査においては、診断機器ではなく、ていねいな病歴聴取と触診を中心とした臨床的診察を重視し、画像検査は必要以上に行うべきではない。現在、診断機器について有効性が示された科学的根拠は存在していない。
> 2. 治療においては患者教育やセルフケア・ホームケアの重視と、患者に害をもたらすリスクの極力少ない非侵襲的で可逆的な保存療法を選択する。
> 3. 診断と治療はともに、身体のみでなく、心理・社会的要素に対しても行う。

検査項目

1. 医療面接：問診

健康調査票を参考に、検査用紙に記入する。継続して検査をし、比較することが重要なため、検査用紙(図1、2)には今回の健康調査票の結果だけでなく、前回、前々回の結果も検査用紙に記入できるようにしてあるので、必要に応じて過去の結果を転写する必要がある。

顎関節症(口腔顔面痛を含む)の発症に関連する健康調査票の項目は以下のとおり。

・口が開きにくくなったことがありましたか
・どこでかんでいいのかわからないことがありますか
・かみ合わせの高さが気になったことがありますか
・歯をかみしめていることがありますか
・歯ぎしりを自覚したり指摘されたことはありますか
・顔に痛いところがありますか

また、以下の項目は、顎関節症発症と同時期に散見される所見であるため、「0 はい」にチェックがある場合は、その項目について、他疾患との鑑別診断(全身症状および口腔内症状に対する疾患・病態の対応表を参照)を受けることをすすめる。

・疲れやすい・気力や集中力がない・昼間に眠くなる・眠りが浅い・眠れない・朝、起きにくい・手や足が冷える・朝起きると顔や体がこわばる・しびれや感覚の鈍いところがある・頭が重い・目が疲れる・めまいがする・のどがつかえる感じがする・胸がつかえる感じがする・咳がよくでる・口が乾燥する・歯肉(歯ぐき)が痛む・舌や歯肉(歯ぐき)にヒリヒリするところがある・口内炎ができやすい

2. パノラマエックス線写真(撮影済み)検査

3. 開口量(自力での最大開口)の測定

4. 咬筋、側頭筋、胸鎖乳突筋の圧痛検査

口腔外検査

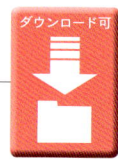

[検査用紙] 顎関節症関連検査①

検査日　年　月　日

No.　　　　　　　　　　　　　　　　氏名

1．医療面接（問診）：健康調査票による自覚所見

顎関節症（口腔顔面痛を含む）の発症に関連する所見	今回　年　月　日	前回　年　月　日	前々回　年　月　日
口が開きにくくなったことがありましたか			
どこでかんでいいのかわからないことがありますか			
かみ合わせの高さが気になったことがありますか			
歯をかみしめていることがありますか			
歯ぎしりを自覚したり指摘されたことはありますか			
顔に痛いところがありますか			

顎関節症症例に多く散見される所見	今回　年　月　日	前回　年　月　日	前々回　年　月　日
疲れやすい			
気力や集中力がない			
昼間に眠くなる			
眠りが浅い			
眠れない			
朝、起きにくい			
手や足が冷える			
朝起きると顔や体がこわばる			
しびれや感覚の鈍いところがある			
頭が重い			
目が疲れる			
めまいがする			
のどがつかえる感じがする			
胸がつかえる感じがする			
咳がよくでる			
口が乾燥する			
歯肉（歯ぐき）が痛む			
舌や歯肉（歯ぐき）にヒリヒリするところがある			
口内炎ができやすい			

2．パノラマエックス線写真検査　特記する所見：

図1　顎関節症関連検査用紙①。

顎関節症関連検査

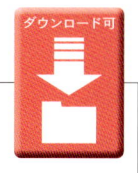

[検査用紙] 顎関節症関連検査②

検査日　年　月　日

No.　　　　　　　　　　　氏名

3．開口量測定

測定歯に〇印または記入 $\frac{1}{1}|\frac{1}{1}|+$

今回 年　月　日	前回 年　月　日	前々回 年　月　日
mm	mm	mm

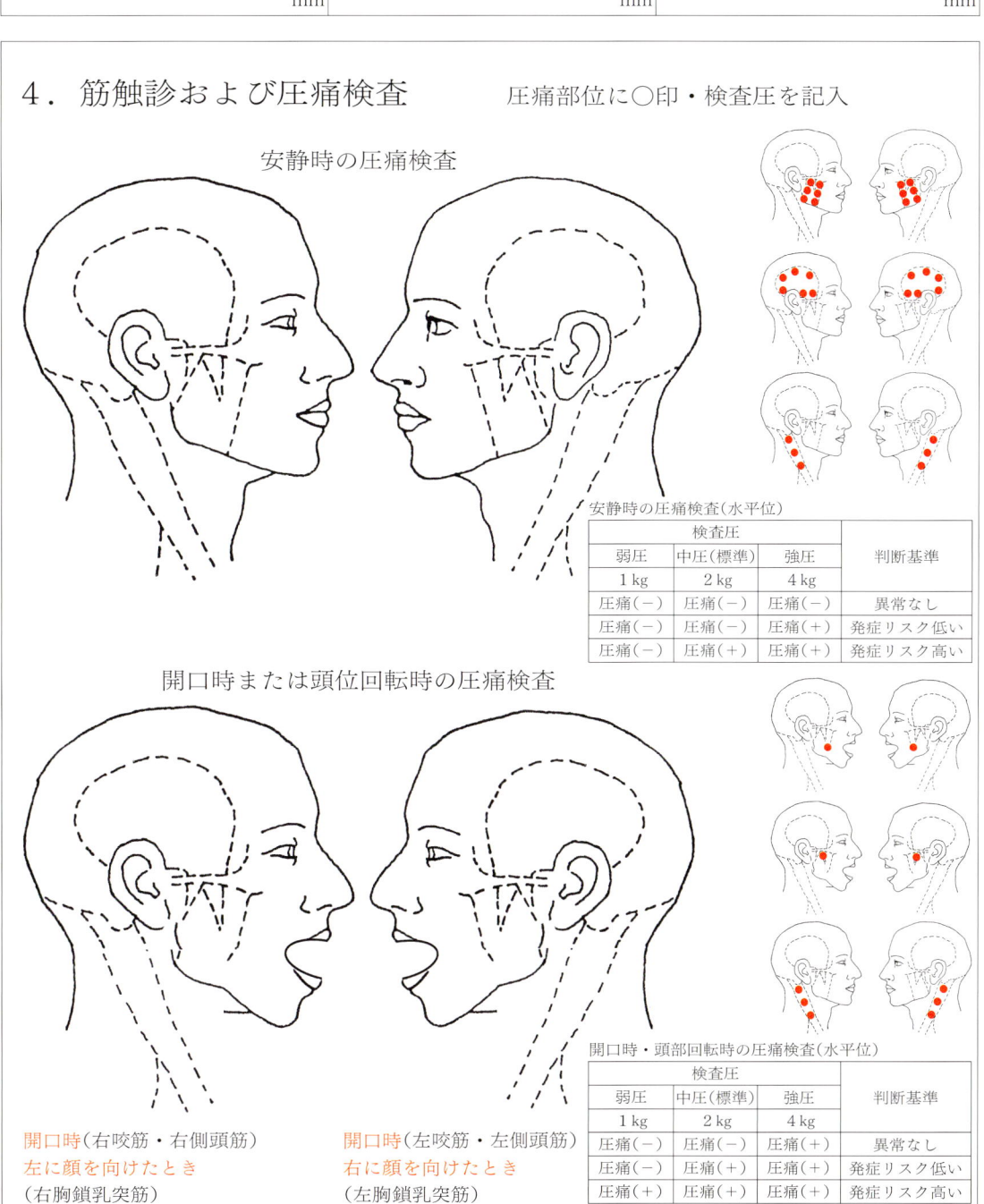

4．筋触診および圧痛検査

圧痛部位に〇印・検査圧を記入

安静時の圧痛検査

安静時の圧痛検査（水平位）

検査圧			判断基準
弱圧	中圧（標準）	強圧	
1 kg	2 kg	4 kg	
圧痛（−）	圧痛（−）	圧痛（−）	異常なし
圧痛（−）	圧痛（−）	圧痛（＋）	発症リスク低い
圧痛（−）	圧痛（＋）	圧痛（＋）	発症リスク高い

開口時または頭位回転時の圧痛検査

開口時・頭部回転時の圧痛検査（水平位）

検査圧			判断基準
弱圧	中圧（標準）	強圧	
1 kg	2 kg	4 kg	
圧痛（−）	圧痛（−）	圧痛（＋）	異常なし
圧痛（−）	圧痛（＋）	圧痛（＋）	発症リスク低い
圧痛（＋）	圧痛（＋）	圧痛（＋）	発症リスク高い

開口時（右咬筋・右側頭筋）　　開口時（左咬筋・左側頭筋）
左に顔を向けたとき　　　　　　右に顔を向けたとき
（右胸鎖乳突筋）　　　　　　　（左胸鎖乳突筋）

図2　顎関節症関連検査用紙②。

口腔外検査

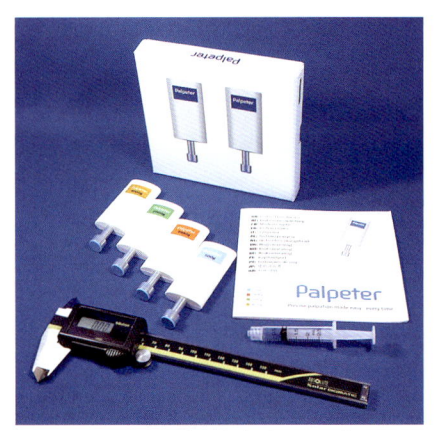

図3 手前：ノギス（デジタル式）。以下の器材を用いれば、再現性と精度の高い検査ができる。奥：2.5ml ディスポーザブルシリンジ、Palpeter® などの顎顔面領域に適した専用の圧痛検査計（プレッシャーアルゴメーター）。

検査に使用するもの

■必要器材（図3）

- ノギス（デジタル式が有用）
- 圧痛検査計（2.5mL ディスポーサブルシリンジ（図7）、Palpeter®（図8）などの顎口腔領域に適した専用の圧力検査計：プレッシャーアルゴメーター）

※フォースメーター（図9）などの汎用圧力測定計を適用してもよい。
※上皿バカリ（図10）などを触診圧トレーニング用として用いてもよい。

検査の実際の流れ

実際の検査の流れは、以下の3項目について行う。

1. パノラマエックス線写真による関節疾患および炎症性疾患のスクリーニング（図4）

   左側顎関節下顎頭外側部に骨腫（良性）が認められる例を以下に示す。

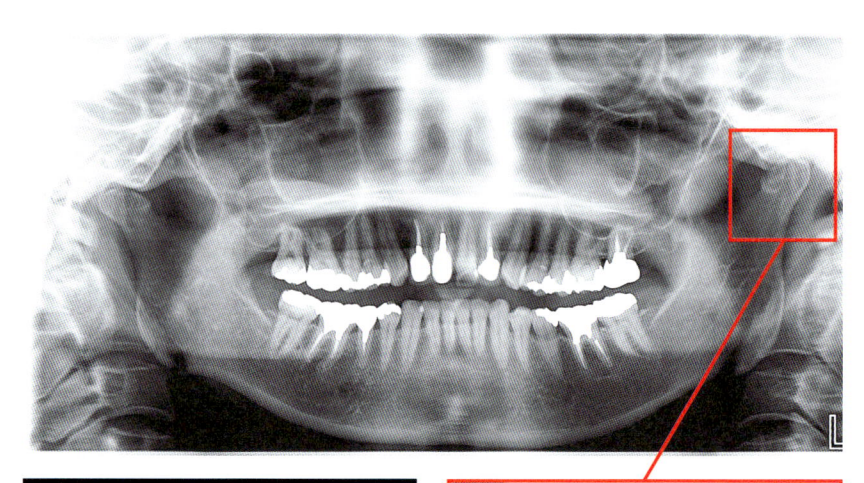

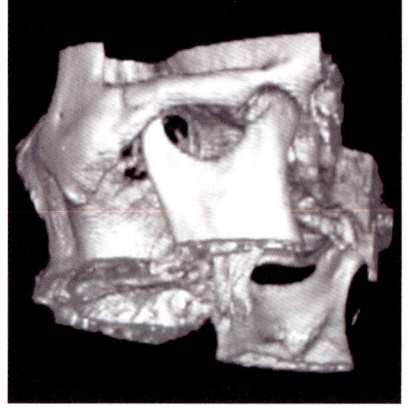

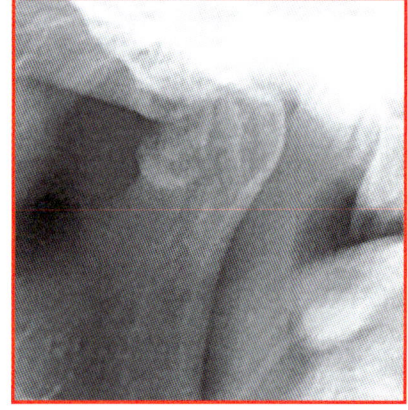

図4 左側顎関節下顎頭外側部に骨腫（良性）が認められる例。上段：パノラマエックス線写真、下段右：該当部エックス線写真の拡大像、下段左はCTによる三次元像（参考）。

顎関節症関連検査

2 | 開口量の測定（図5、6）

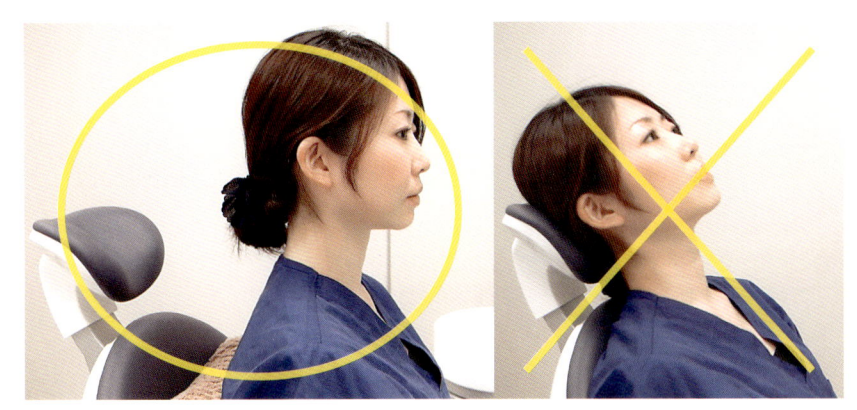

図5 開口量の測定は、座位で行う。頭部を安頭台でサポートせずに、リクライニングもしないように、背中にクッションやタオルなどを挟んだ姿勢で行う。

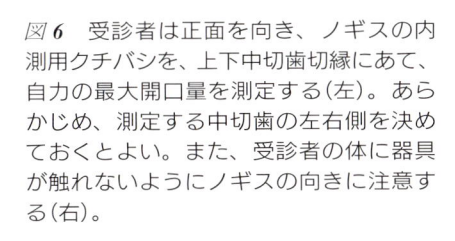

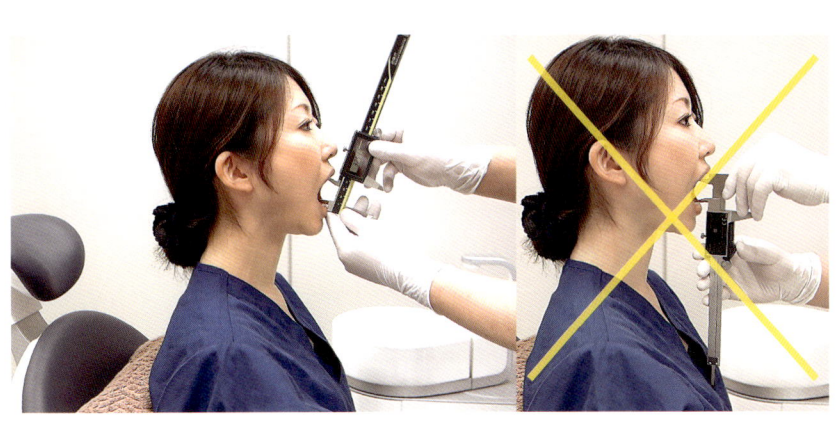

図6 受診者は正面を向き、ノギスの内測用クチバシを、上下中切歯切縁にあて、自力の最大開口量を測定する（左）。あらかじめ、測定する中切歯の左右側を決めておくとよい。また、受診者の体に器具が触れないようにノギスの向きに注意する（右）。

3 | 咬筋、側頭筋、胸鎖乳突筋の触診および圧痛検査（図11〜16）

パノラマエックス線写真によるスクリーニングを行った後、顎機能の変化のバロメータとなる開口量の測定を行い、ついで筋、とくに筋膜痛に対応する検査を行っていく。顎関節症の主要な病態といわれる筋膜痛は、日常生活の繰り返しにより進行し、突然あるいは、なんらかの動作を契機として発症することから、筋に対する検査は、日常生活で多用する頭頸顎部の筋で顎関節症を発症する頻度の高い3筋（咬筋・側頭筋・胸鎖乳突筋）に対し、水平位における安静時と筋内部に圧力が届きやすい姿勢時（咬筋・側頭筋に対しては開口時、胸鎖乳突筋に対しては頭部回転時）における触診および圧痛検査を行う。

図7 圧痛検査の基本は1.8〜2.0kgの荷重で行う[6]。2.5mLディスポーザブルシリンジに2.0mLの空気を引き、空気が漏れないように出口を指でふさぎ、プランジャーを検査部位に押し当てて0.5mLまで空気を圧縮すると、約2kgの荷重をかけられる。日頃から訓練することで、基本の2kg荷重のイメージをつかんでおけば、シリンジなどの器機類を使用することなく、手指により弱圧（1kg程度）、中圧（標準圧で2kg程度）、強圧（4kg程度）の圧痛検査を行うことができる。

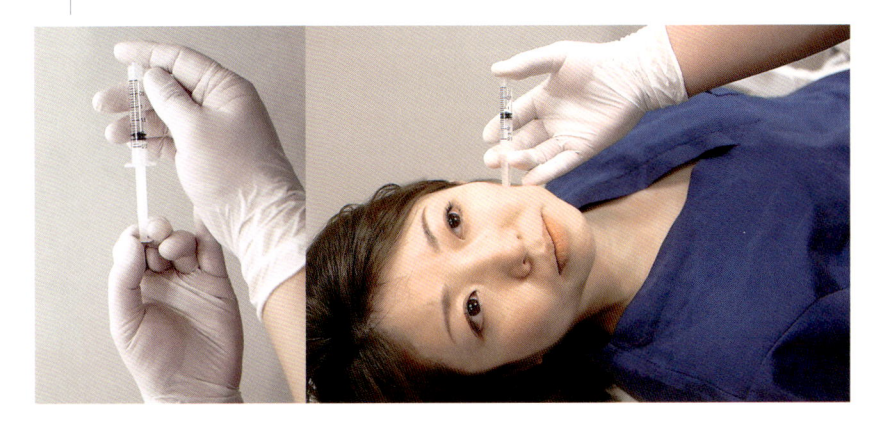

口腔外検査

さまざまな圧痛検査法

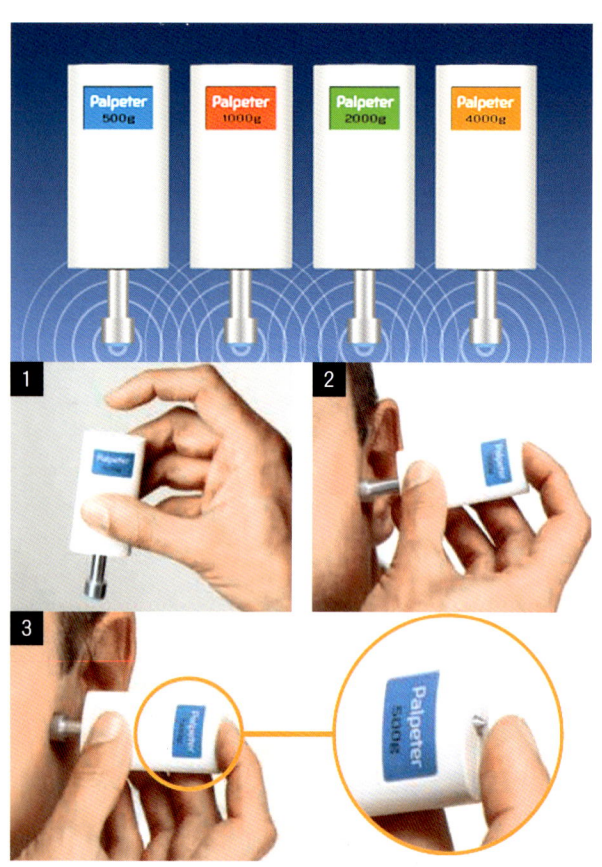

図8 手指による圧痛検査は再現性の問題が指摘されている。より正確に再現性をもって圧痛検査を行うことができる顎顔面領域専用の圧痛検査計（プレッシャーアルゴメーター）が市販されている（Medotech社製 Palpeter®）。

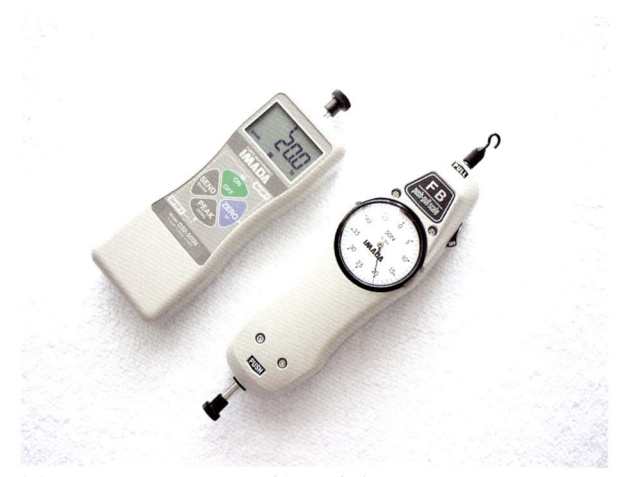

図9 フォースメーター（左：デジタル式、右アナログ式）の一例。顎顔面領域専用の圧痛検査計のかわりに、工業界で用いられている汎用型の圧力検査計（フォースゲージ）などを適用することもできる。

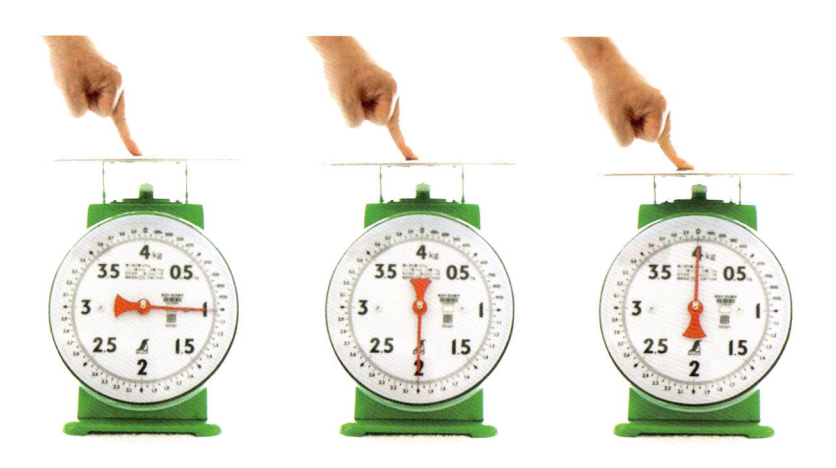

図10 圧痛検査計を準備できない場合は、手指により圧痛検査を行う。弱圧（1kg程度：左）、中圧（標準圧で2kg程度：中央）、強圧（4kg程度：右）の触診圧の違いを再現できるように、上皿バカリなどを利用して普段からトレーニングするとよい。

顎関節症関連検査

図11 咬筋の触診および圧痛検査(水平位安静時)。受診者は水平位で、歯を接触させない状態で咬筋前縁部と後縁部の6か所(右)について手指により弱圧(1kg程度)、中圧(標準圧で2kg程度)、強圧(4kg程度)の圧痛検査を左右側とも行う。圧痛を感じた部位は検査用紙(P41)の図中に●で示し荷重の大きさを記入する。圧痛検査と同時に筋の触診で触知した所見(硬結、腫脹など)もあわせて記入する。

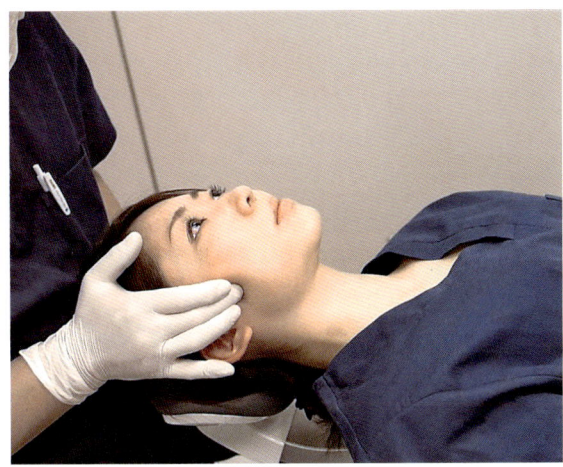

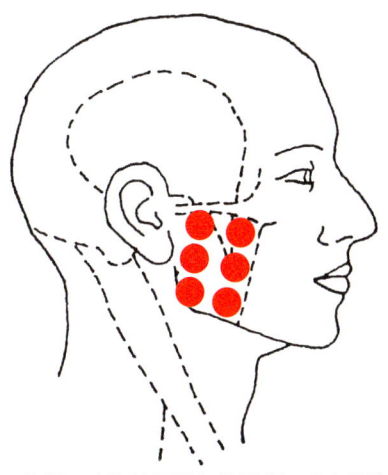

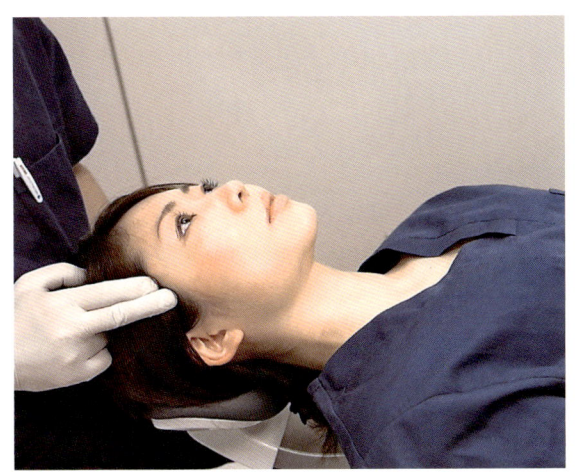

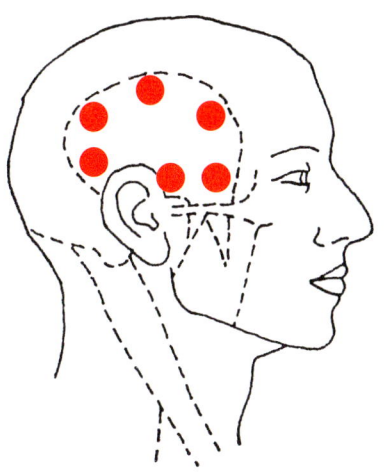

図12 側頭筋の触診および圧痛検査(水平位安静時)。受診者は水平位で、歯を接触させない状態で側頭筋周辺部の6か所(右)について手指により弱圧(1kg程度)、中圧(標準圧で2kg程度)、強圧(4kg程度)の圧痛検査を左右側とも行う。圧痛検査と同時に筋の触診で触知した所見(硬結、腫脹など)もあわせて記入する。

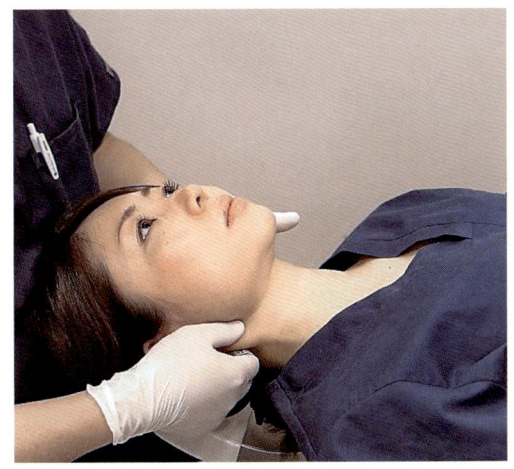

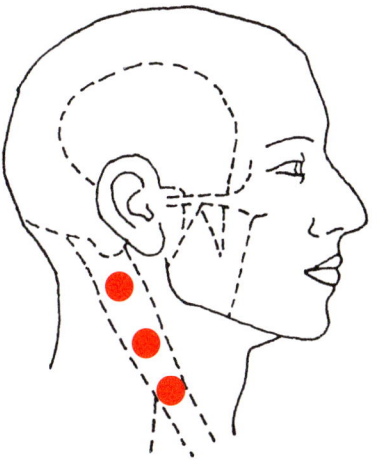

図13 胸鎖乳突筋の触診および圧痛検査(水平位安静時)。受診者は水平位で、歯を接触させない状態で胸鎖乳突筋の3か所(右)について、拇指と人差し指で挟むように弱圧(1kg程度)、中圧(標準圧で2kg程度)、強圧(4kg程度)の圧痛検査を左右側とも行う。圧痛を感じた部位は検査用紙(P41)の図中に●で示し荷重の大きさを記入する。圧痛検査と同時に筋の触診で触知した所見(硬結、腫脹など)もあわせて記入する。

口腔外検査

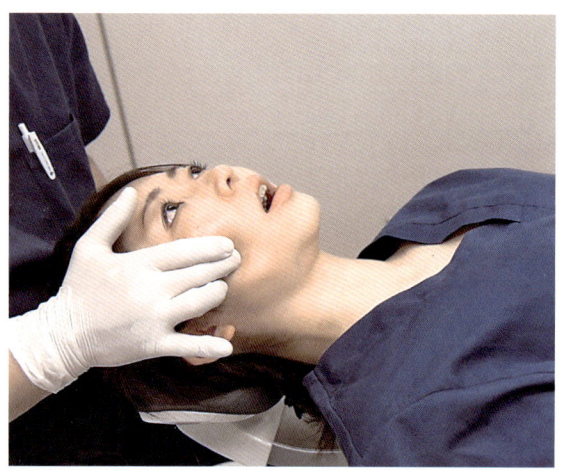

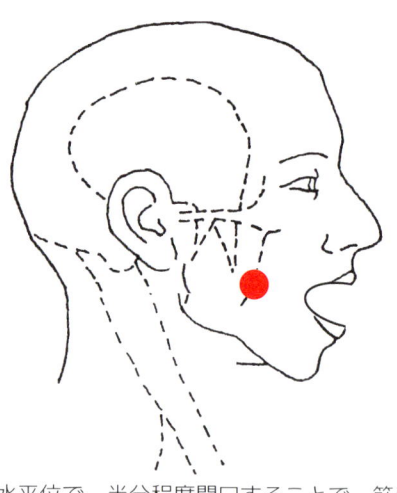

図14　咬筋の触診および圧痛検査（水平位開口時）。受診者は水平位で、半分程度開口することで、筋に張力を発生させた状態で咬筋前縁の中央部（右）について手指により弱圧（1kg 程度）、中圧（標準圧で2kg 程度）、強圧（4kg 程度）の圧痛検査を左右側とも行う。圧痛を感じた部位は検査用紙（P41）の図中に●で示し荷重の大きさを記入する。

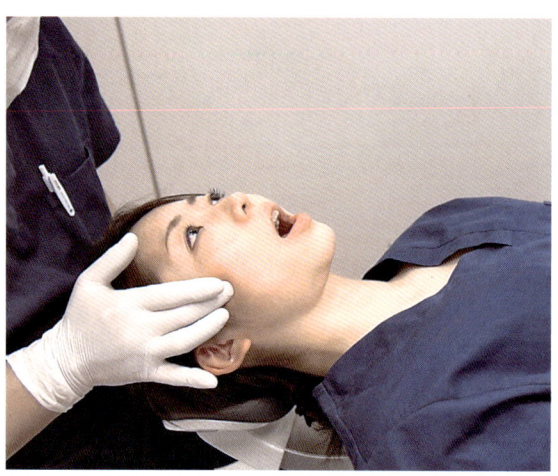

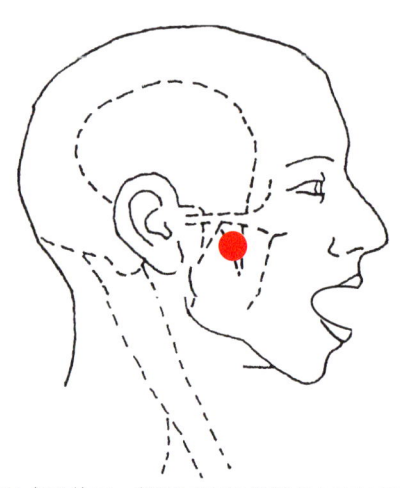

図15　側頭筋の触診および圧痛検査（水平位開口時）。受診者は水平位で、頬骨弓内に格納されている側頭骨の筋突起を触知できるまで開口させ、側頭筋の筋突起付着部（図右）について手指により弱圧（1kg 程度）、中圧（標準圧で2kg 程度）、強圧（4kg 程度）の圧痛検査を左右側とも行う。圧痛を感じた部位は検査用紙（P41）の図中に●で示し荷重の大きさを記入する。

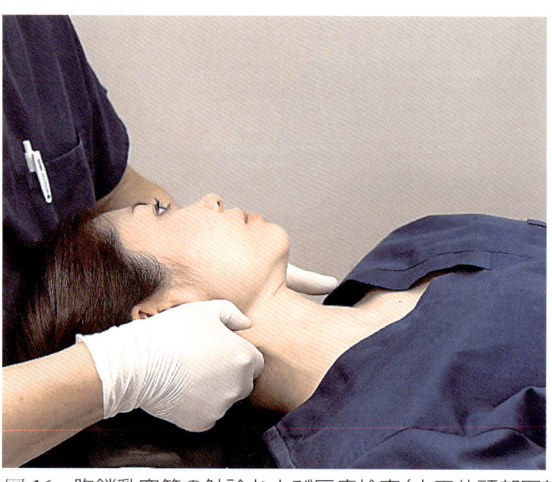

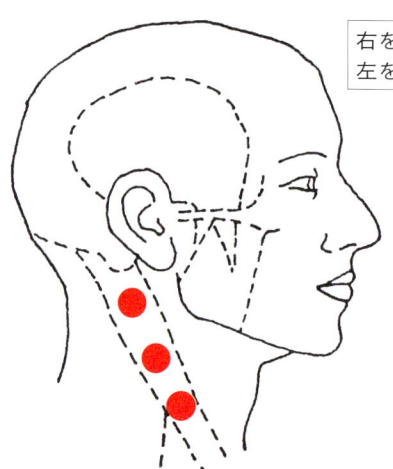

図16　胸鎖乳突筋の触診および圧痛検査（水平位頭部回転時）。受診者は水平位で、頭部を回転させ、筋に張力を発生させた状態で胸鎖乳突筋の3か所（図右）について、拇指と人差し指で挟むように弱圧（1kg 程度）、中圧（標準圧で2kg 程度）、強圧（4kg 程度）の圧痛検査を左右側とも行う。圧痛を感じた部位は検査用紙（P41）の図中に●で示し荷重の大きさを記入する。右側の胸鎖乳突筋を検査するときは頭部は左側を向かせ、左側を検査するときは右側を向かせることに注意する。なお、胸鎖乳突筋の検査時は開口させる必要はない。

顎関節症関連検査

検査結果の見方

パノラマエックス線写真により関節部の骨形態を確認し、腫瘍などの器質的な所見、骨折などの炎症性所見の有無を確認し、関節疾患と炎症性疾患をスクリーニングする。

開口量は上下中切歯切縁間で平均値（38〜40mm）が評価基準として支持されているが[6]、オーバーバイトが深いケースや下顎頭が短いケースなどでは、もともと開口量が小さい傾向があるため、平均値のみで判断することは避ける。開口量測定でもっとも注意すべき所見は、開口量の減少が年々、あるいは急激に減少する（過去の値の約1/2が目安となる）ケースであり、その把握には継続して検査記録を残すことに意義がある。

筋触診および圧痛検査の結果からは、筋由来の顎関節症の発症リスクを判断する。

COLUMN　顎関節症の発症中の開口量は通常の1/2程度に減少するケースが多い

正常時の開口時の下顎切歯は習慣性開口路上を運動し、下顎頭は滑走運動を行う。これに対し、開口障害を訴える患者の患側下顎頭は、滑走運動が急に小さくなり、回転運動が優位になり、下顎切歯は正常時より後退した経路をたどり、変曲点を乗り越えることができない場合は正常時の1/2程度かそれ以下の小さな開口量となる。3横指などのバラツキが多いあいまいな基準を用いることは避けて、正常時の開口量をmm単位で計測し、把握していることが重要である。

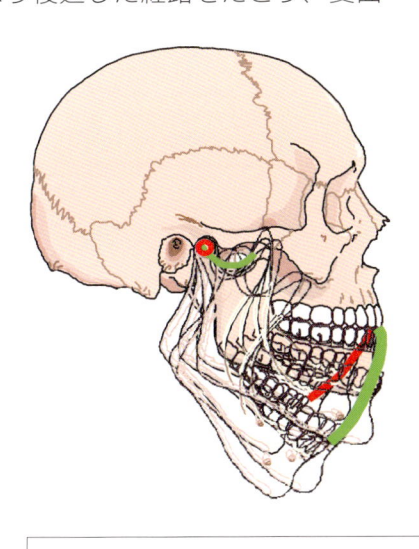

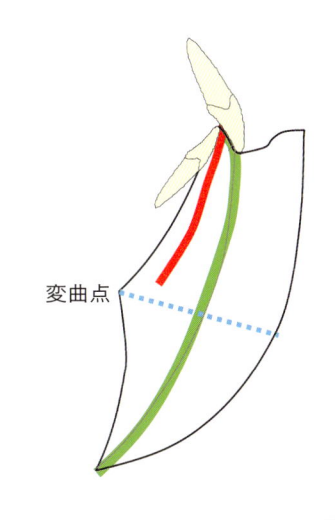

― 正常時の開口経路（習慣性開口路）
― 発症時の開口経路の例（正常時の1/2程度の開口）
‥‥ 変曲点を乗り越えて開口できる場合の境界

口腔外検査

検査結果の伝え方

　パノラマエックス線写真から、顎関節部に骨腫・軟骨腫・悪性腫瘍などの腫瘍性所見、あるいは骨折線などの炎症性所見が認められるケース、また、開口量の減少が年々続いたり、過去の開口量の約1/2に減少しているケースは、専門外来の受診をすすめる。

　筋触診および圧痛検査の結果は、以下の基準[7]に準じて発症リスクが高い場合、専門外来の受診をすすめる。

　顎関節症は多因子疾患であるので、上記の検査項目と健康調査票のチェック項目を合わせて、発症リスクが高いか低いかを伝える。

安静時の圧痛検査（水平位）。

検査圧				判断基準
弱圧	中圧（標準）	強圧	判断基準
1 kg	2 kg	4 kg	
圧痛（−）	圧痛（−）	圧痛（−）	異常なし
圧痛（−）	圧痛（−）	圧痛（＋）	発症リスク低い
圧痛（−）	圧痛（＋）	圧痛（＋）	発症リスク高い

開口時・頭部回転時の圧痛検査（水平位）。

検査圧				判断基準
弱圧	中圧（標準）	強圧	判断基準
1 kg	2 kg	4 kg	
圧痛（−）	圧痛（−）	圧痛（＋）	異常なし
圧痛（−）	圧痛（＋）	圧痛（＋）	発症リスク低い
圧痛（＋）	圧痛（＋）	圧痛（＋）	発症リスク高い

参考文献

1. International RDC/TMD Consortium. DC/TMD announcement. For citation. http://www.rdc-tmdinternational.org/Home.aspx.
2. Main CJ, Williams AC. ABC of psychological medicine：Musculoskeletal Pain. BMJ 2002；325：534-537.
3. International RDC/TMD Consortium. For citation：http://www.rdc-tmdinternational.org/
4. Management of temporomandibular disorders. National Instisutes of Health Technology Assesment Conference Statement. J Am Dent Assoc 1996 Nov；127(11)：1595-1606. For citation：http://www.ncbi.nlm.nih.gov/books/bv.fcgi?rid=hstat4.chapter.27389.
5. AADR TMD Policy Statement Revision. Approved by AADR Council 3/3/2010. For citation：http://www.aadronline.org/i4a/pages/index.cfm?pageid=3465
6. 日本顎関節学会（編）．顎関節症診療に関するガイドライン．東京：口腔保健協会，2001．
7. International RDC/TMD Consortium. For citation：http://www.rdc-tmdinternational.org/OtherResources/TrainingReliability/RDCExaminerTraining.aspx

4章

口腔内検査

口腔粘膜検査	50
エックス線検査	58
う蝕検査	66
歯周病検査	74
咬合検査	82

口腔内検査

口腔粘膜検査

里村一人

口腔粘膜検査の意義・目的

　超高齢化の急速な進行にともなう疾病構造の変化を背景として、さまざまな全身疾患を有する国民が増加してきている。これらの全身疾患のなかには、その部分症状として口腔に症状を呈するものも多い。一方、造血幹細胞移植などの種々の先進的治療技術が開発され、実施されるようになってきた。このような新しい治療法のなかには、その副作用が口腔に出現するものもある。今後、全身疾患を有していたり、先進的治療を受けていたりする国民のさらなる増加が予想される。このことから、これからの歯科医師は広く口腔に出現するさまざまな変化、症状を正確に把握、診断し、口腔疾患のみならず全身疾患の早期発見に積極的かつ責任をもって貢献していく必要がある。本項では、とくに口腔粘膜に発生するさまざまな変化や症状を遺漏なく、正確に把握するための基本的知識と手技について紹介する。

検査項目

1．視診
　口唇粘膜、口腔前庭、頰粘膜、歯肉・歯槽粘膜、舌、口(腔)底、口蓋を順に観察する。

2．触診
　視診により、口腔粘膜に何らかの異常所見が見られた場合には、とくに入念に行う。

検査に使用するもの

■**必要器材**
・デンタルミラー
・ピンセット
・手袋
・ガーゼ
・カメラ
　（アングルワイダー）

口腔粘膜検査

口腔粘膜検査記録

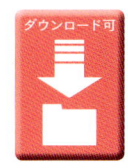

記　載　日：　　　　年　　　月　　　日

受診者氏名：　　　　　　　　　　　　年齢(　　)歳　　　性別(男 ・ 女)

☐ 舌：

☐ 口底：

☐ 下顎歯肉：

☐ 上顎歯肉：

☐ 口蓋：

☐ 頬粘膜：

☐ 上唇粘膜：

☐ 下唇粘膜：

（確認部位に☐、病変を図中に記載）

【検査結果】

☐ 異常なし　　☐ 要経過観察　　☐ 要精密検査

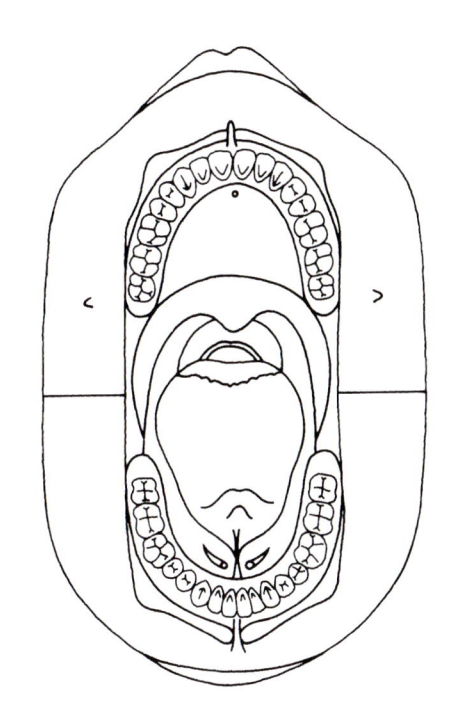

口腔粘膜は以下の6つの亜部位に分類されており、これらは歯科医師の診療領域である。
- 舌
- 上顎歯肉
- 下顎歯肉
- 頬粘膜(上・下唇粘膜、臼後部を含む)
- 口底
- 硬口蓋

口腔粘膜検査にあたっては、見落とし部位のないようにこれらを順序だてて観察する。さらに、硬口蓋と連続する軟口蓋や舌の後方(舌根)、口蓋扁桃の状態も観察することが望ましい。

もっとも見逃してはならないのが悪性腫瘍とその前段階としての白板症など、いわゆる前癌病変や前癌状態の病変である。また、白血病などの重篤な血液疾患も口腔粘膜に症状を呈することが多いことにも留意する必要がある。

口腔粘膜検査記録。

口腔内検査

検査の実際の流れ

　口腔の各部位をもれなく、効率的に検査し、口腔粘膜の変化や病変を見逃さないためには、検査の順序を決めて定型化しておくことが望ましい。図1に口腔がん検診の際に行われている診察手順の一例を紹介したが、必ずしもこの通りに実施する必要はなく、歯科医師各自が見落としのないような検査手順を習慣化することが重要である。

　また、口腔粘膜に生じうるさまざまな変化（**1．色調の変化、2．表面性状の変化、3．腫脹・腫瘤形成など**）に対する基本的知識を身につけること、さらにはそれらを客観的に表現、記録するために必要な用語を理解しておくことが必要である。このような知識や手技は、歯科人間ドックを行う際のみに限らず、口腔がん検診や訪問診療時の口腔粘膜検査にも有用である。

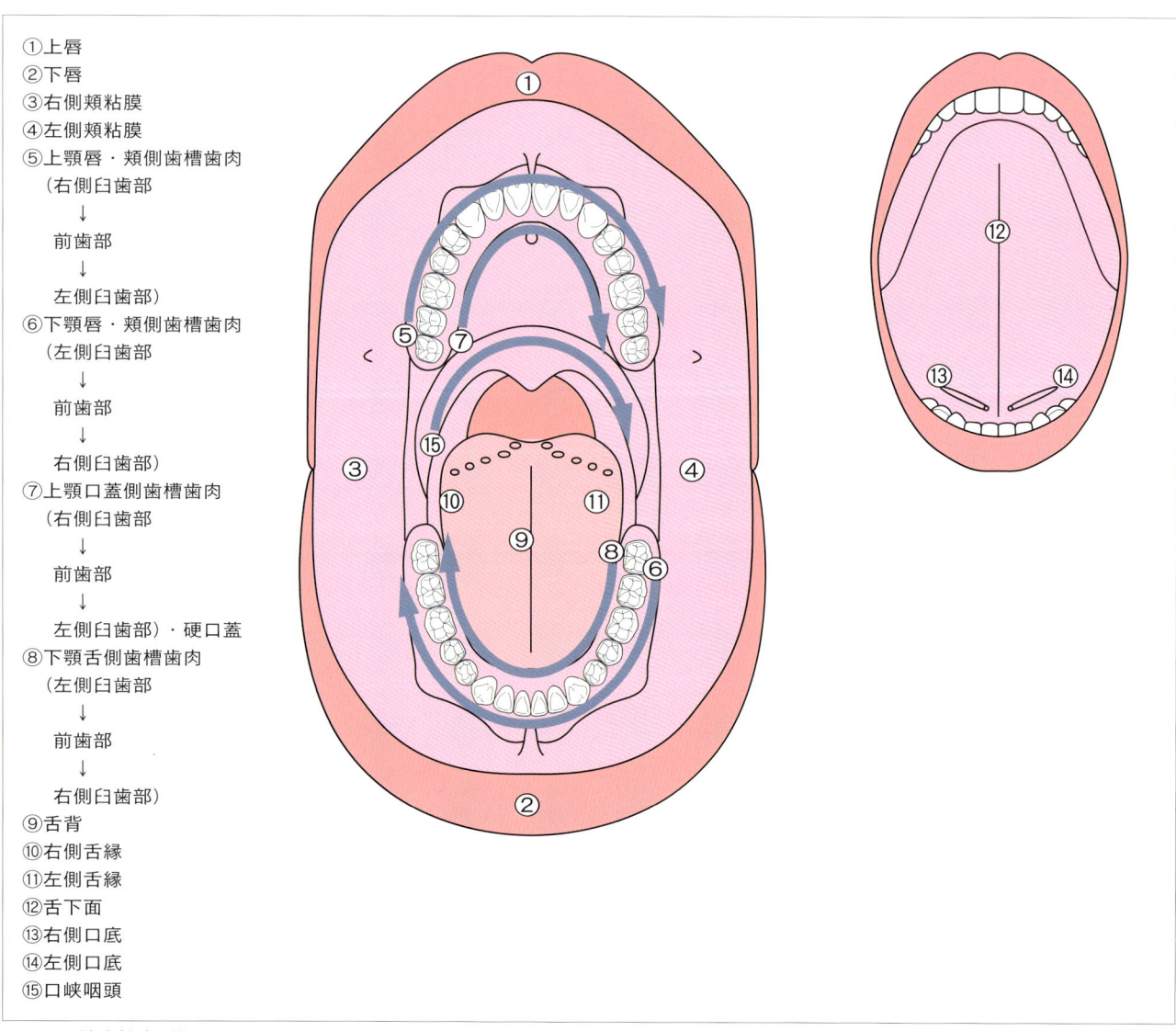

①上唇
②下唇
③右側頬粘膜
④左側頬粘膜
⑤上顎唇・頬側歯槽歯肉
　（右側臼歯部
　　↓
　　前歯部
　　↓
　　左側臼歯部）
⑥下顎唇・頬側歯槽歯肉
　（左側臼歯部
　　↓
　　前歯部
　　↓
　　右側臼歯部）
⑦上顎口蓋側歯槽歯肉
　（右側臼歯部
　　↓
　　前歯部
　　↓
　　左側臼歯部）・硬口蓋
⑧下顎舌側歯槽歯肉
　（左側臼歯部
　　↓
　　前歯部
　　↓
　　右側臼歯部）
⑨舌背
⑩右側舌縁
⑪左側舌縁
⑫舌下面
⑬右側口底
⑭左側口底
⑮口峡咽頭

図1　口腔内検査手順。

口腔粘膜検査

検査の実際の流れ

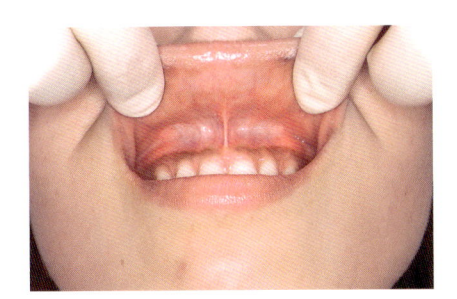

①上唇粘膜の視診。

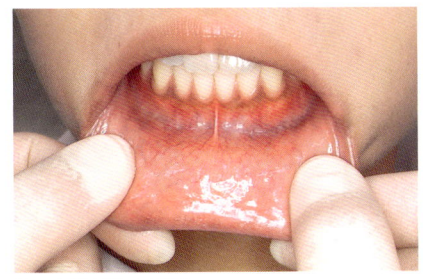

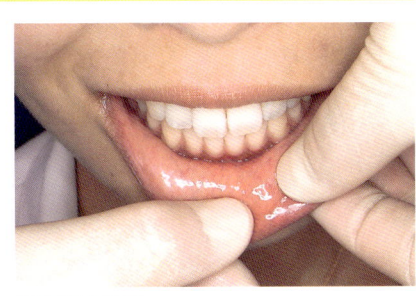

②下唇粘膜の視診。

③下唇の触診。

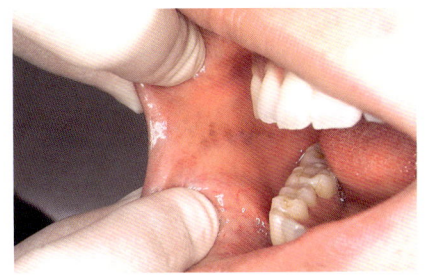

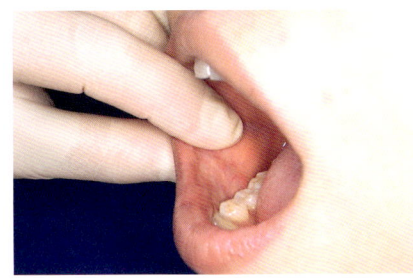

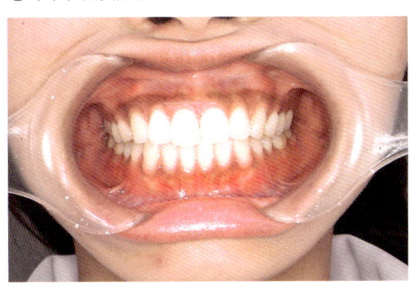

④頰粘膜の視診。

⑤頰粘膜の触診。

⑥上下顎の唇頰側歯槽粘膜の視診。

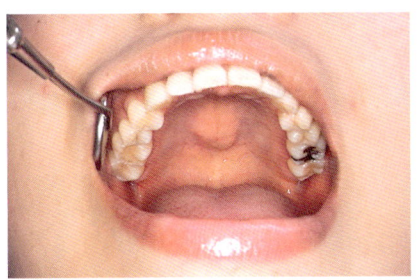

⑦上顎口蓋側歯槽部および口蓋の視診（口蓋隆起が認められる）。上顎結節部を見落とさないように注意する。

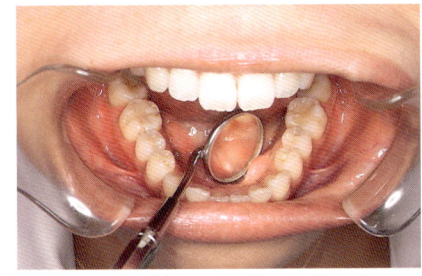

⑧下顎舌側歯槽部の視診。臼後三角部を見落とさないように注意する。

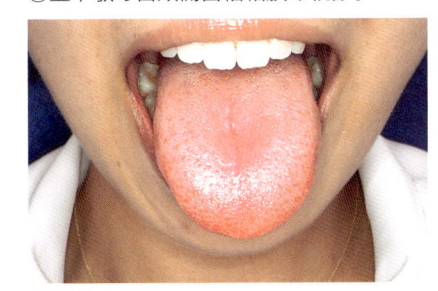

⑨舌背の視診。

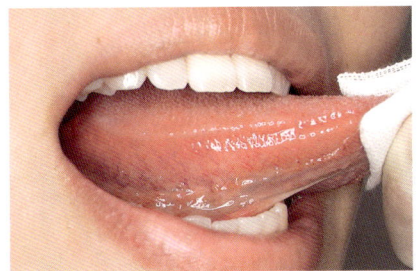

⑩舌縁部の視診。ガーゼで舌尖部を把持し、舌を少し引き出すようにして観察する。把持している反対の手の示指を用いて触診も行う。

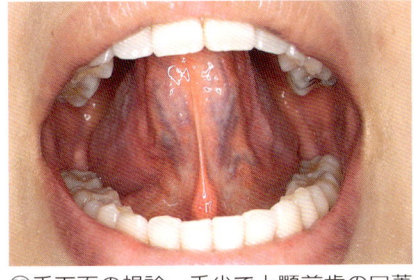

⑪舌下面の視診。舌尖で上顎前歯の口蓋面を触れるように受診者に指示する。

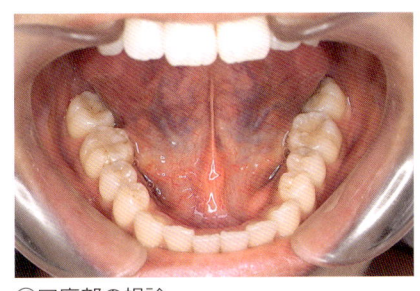

⑫口底部の視診。

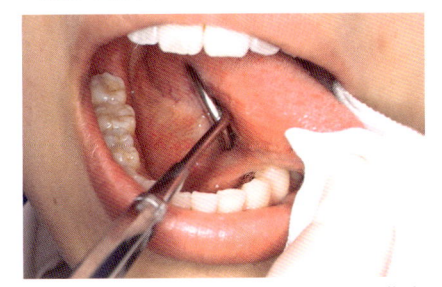

⑬下顎大臼歯相当部の口底の視診。非常に観察しにくい部位であるため、十分に舌を圧排して行う。

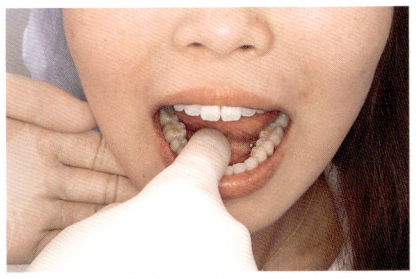

⑭口底部の触診。触診を行う反対側の手指を用いて顎下部を押し上げながら行うと触診しやすい。

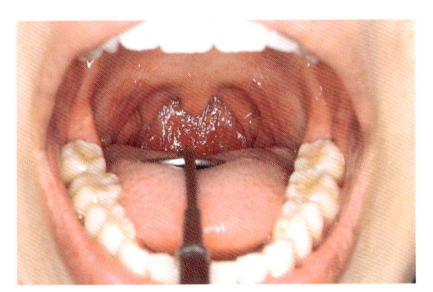

⑮口峡咽頭部の視診。

口腔粘膜に生じる代表的変化

皮膚や粘膜に発現する症状を総称して発疹と呼ぶ。このうち、皮膚に発現するものを皮疹、粘膜に発現するものを粘膜疹という(図2)。

1. 色調の変化

表面平坦で隆起をともなわない限局性の色調変化は斑と呼ばれる。

紅　斑：炎症性の血管拡張、充血で起こる発赤斑(慢性萎縮性カンジダ症、扁平苔癬、アフタ、カタル性口内炎など)
紫　斑：組織内出血により生じる紫紅色の斑(毛細血管抵抗の減弱、血小板減少、血液凝固系異常により生じる点状出血や溢血斑)
白　斑：メラニン色素の減少や角化亢進にともなう白色の斑(白板症、扁平苔癬、肥厚性カンジダ症、ニコチン性口内炎など)
色素斑：メラニン色素や外来性色素の沈着により生じる黒色や青色の斑(色素性母斑、悪性黒色腫、Addison病、Peutz-Jeghers症候群、外来性色素沈着など)

2. 表面性状の変化

口腔粘膜表面の変化を正確に把握することは、口腔粘膜疾患の診断のためにきわめて重要である。またその変化を正確に記録しておくことが適切な経過観察につながる。

びらん：口腔粘膜組織の実質欠損のうち、欠損の範囲(深さ)が上皮層内にとどまるもの。口腔粘膜に生じた水疱は容易に破れてびらんとなることから、びらんが認められる場合には、水疱形成が先行したものか、直接びらんが生じたものかの鑑別が重要となる(ウィルス性口内炎、急性偽膜性カンジダ症、放射線性口内炎、扁平苔癬など)
潰　瘍：口腔粘膜組織の実質欠損のうち、欠損の範囲(深さ)が上皮層を越えて、粘膜固有層や粘膜下層にまで達しているもの。口腔粘膜に生じた境界明瞭な円形ないしは類円形の小潰瘍で、黄白色の偽膜を有し、有痛性、周囲に紅暈(発赤)をともなうものを、とくにアフタと呼ぶ(褥瘡性潰瘍、癌性潰瘍、口腔結核、口腔梅毒、アフタ性口内炎など)
萎　縮：上皮層や固有層の菲薄化により口腔粘膜の萎縮がみられることがある(慢性萎縮性カンジダ症、鉄欠乏性貧血、悪性貧血、口腔乾燥症など)
顆粒状：口腔粘膜がカリフラワー状を呈することがあり、表面に小さなつぶつぶがみられる状態は顆粒状と表現される(乳頭腫、扁平上皮癌など)。
肉芽様：比較的深い潰瘍の治癒過程や二次治癒の過程では、増殖傾向の強い、血流の豊富な組織が形成される。

3. 腫脹・腫瘤形成

丘　疹：粘膜面より隆起した限局性病変で、その径が1cm以下のもの。
結　節：粘膜面より隆起した限局性病変で、その径が1～3cmのもの。
腫　瘤：粘膜面より隆起した限局性病変で、その径が3cm以上のもの。
水　疱：おおむね半球状を呈する限局性の隆起性病変で、内部に透明な水様の液体を含むもの。径が5mm以下のものは小水疱と呼ばれる。口腔粘膜に生じた水疱は容易に破綻するため、臨床的にはびらんとして認められることが多い。
膿　疱：水疱の内容液が膿性になったもの。
膿　瘍：化膿性炎により膿汁が形成され、組織内に貯留した状態。
囊　胞：上皮や結合組織に囲まれ、内部に液体や流動物を含む空洞状の病変。
びまん性腫脹：境界不明瞭な組織の腫脹。
硬　結：軟らかい組織が通常よりも硬くなった状態。さまざまな原因により生じるが、とくに悪性腫瘍の浸潤を示す重要な触診所見である。

口腔粘膜検査

色調変化

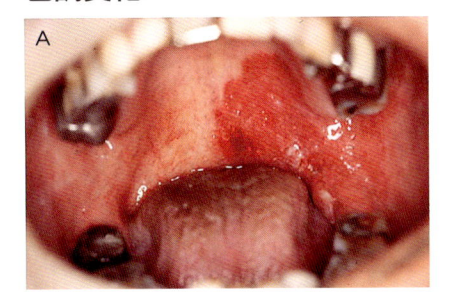

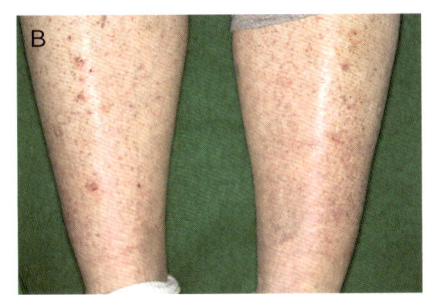

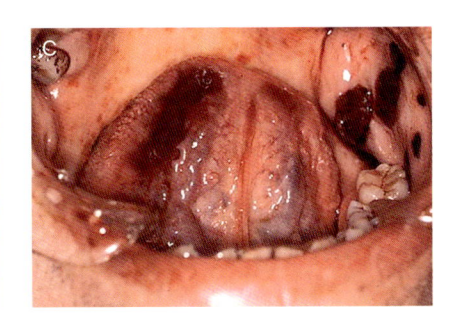

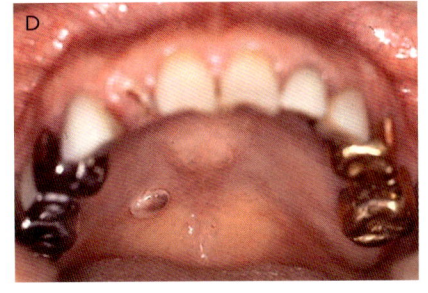

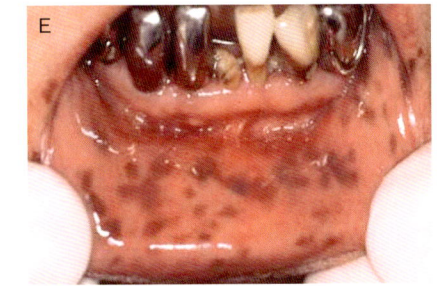

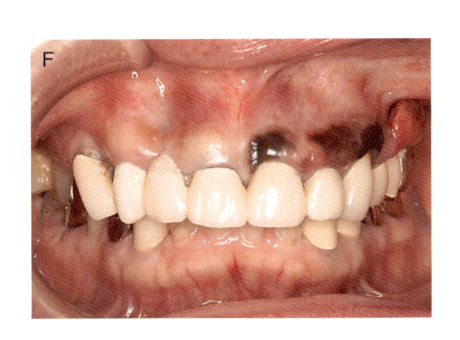

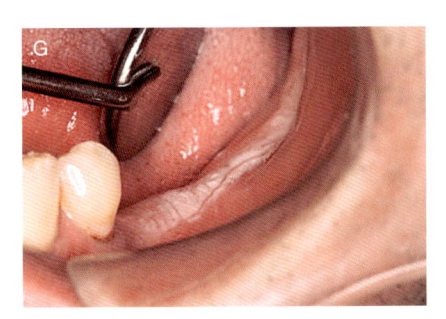

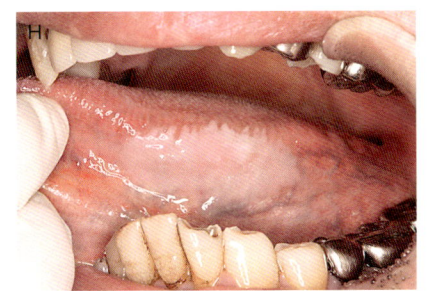

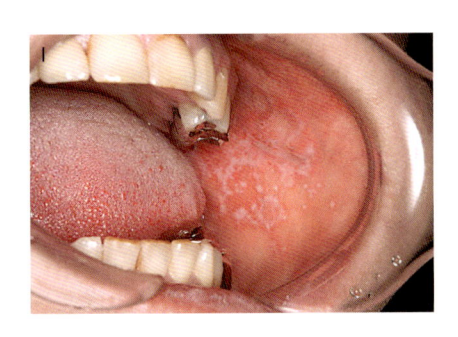

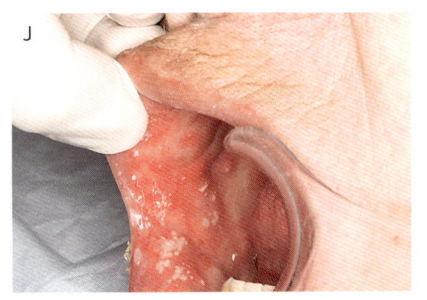

1. 色調変化
　　紅斑（発赤）（写真 A）
　　紫斑
　　　点状出血（写真 B）
　　　溢血斑（写真 C）
　　色素斑
　　　色素性母斑（写真 D）
　　　カフェオレ斑（写真 E）
　　　悪性黒色腫（写真 F）
　　白斑
　　　角化異常
　　　　過角化症（写真 G）
　　　　白板症（写真 H）
　　　扁平苔癬（写真 I）
　　　口腔カンジダ症（写真 J）

図2　口腔粘膜（皮膚）に生じる代表的変化。

55

口腔内検査

組織欠損

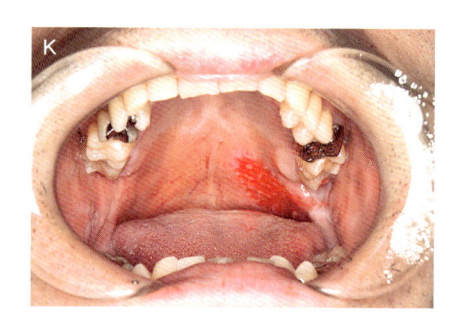

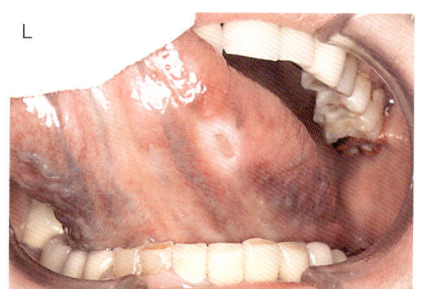

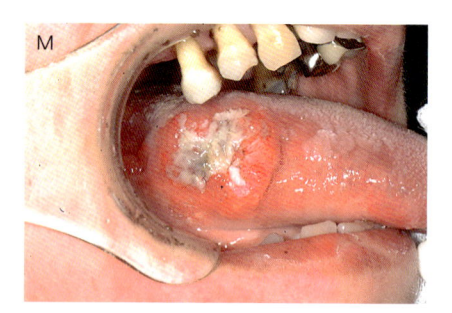

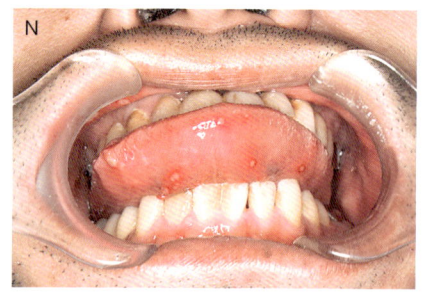

隆起性病変

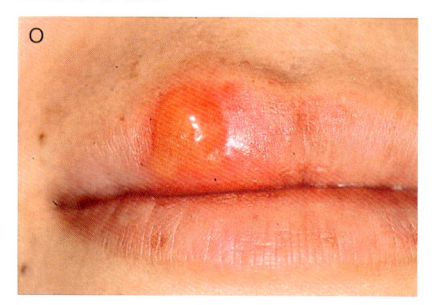

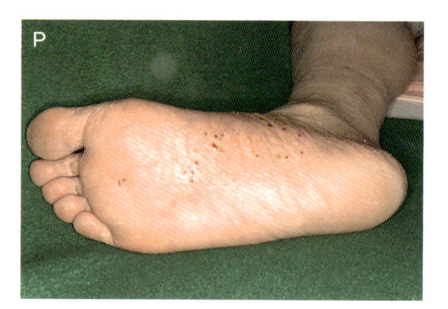

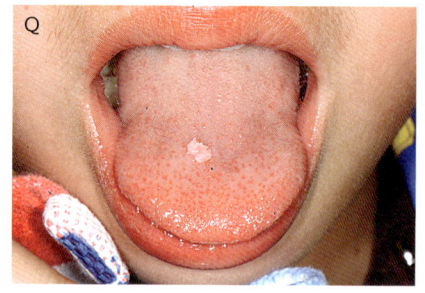

舌の異常

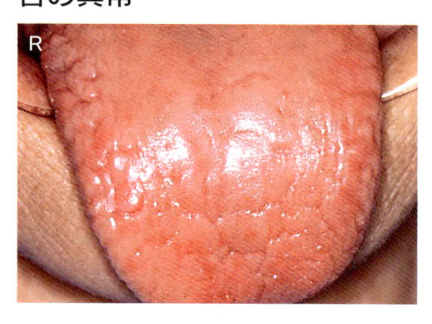

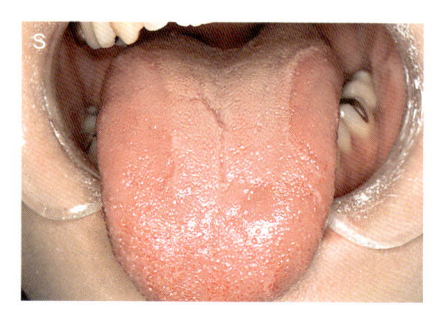

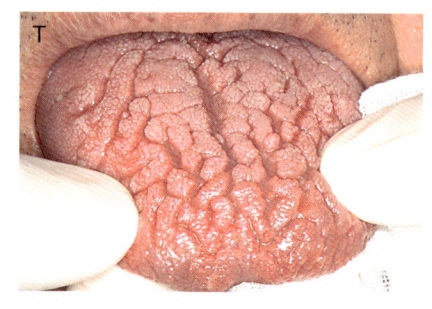

2．組織欠損
　びらん（写真 K）
　潰瘍
　　褥瘡性潰瘍（写真 L）
　　癌性潰瘍（写真 M）
　　アフタ（写真 N）

3．隆起性病変
　丘疹
　結節
　腫瘤
　水疱（写真 O）
　掌蹠膿疱（写真 P）
　乳頭腫（写真 Q）

4．舌の異常
　舌乳頭の萎縮
　　平滑舌（写真 R）
　地図状舌（写真 S）
　溝状舌（写真 T）

口腔粘膜検査

検査結果の見方

歯列、小帯、耳下腺乳頭、舌下小丘などの解剖学的構造との相対的位置関係に留意して、口腔粘膜に認められた変化をできる限り正確に検査記録用紙(P51)に記録する。その際、病変の形態、色調、表面性状、触診所見(硬さ、弾性、波動の有無、接触痛・圧痛の有無など)についても、できるだけ詳しく記録することが望ましい。病態から白板症、扁平苔癬、カンジダ症などが疑われる場合や水疱、びらん、潰瘍、硬結が認められる場合には、専門医療機関の受診を勧める。

検査結果の伝え方

検査記録を用いて、また必要に応じて鏡やCCDカメラ映像を用いて、口腔に認められた変化、病変についてわかりやすく、ていねいに説明する。口腔粘膜疾患のなかには経過観察が必要なものや、診断が難しいもの、悪性の経過をたどるものがあることを説明し、必要と思われた場合には躊躇することなく、専門医療機関を受診するように勧めることが重要である。

口腔粘膜検査	異常なし ・ 要経過観察 ・ 要精密検査

口腔粘膜検査の検査結果。

口腔内検査

エックス線検査

岩田　洋

エックス線検査の意義・目的

　歯科臨床の世界に歯科用コーンビームCT（以下歯科用CBCT）が登場して10年以上が経過しており、その有用性は論文、講演会、雑誌などで伝えられている。また、2012年4月から一部の疾患では歯科用CBCTの検査が保険適用され、今後、さらに多くの診療室へ普及していくものと思われる。

　しかしながら歯科用CBCTは解剖構造を三次元的に観察できるというメリットがあるものの、デンタル、パノラマエックス線撮影といった従来の撮影法と比較して被曝線量が多くなるため、歯科人間ドックを受診するすべての受診者に適用することには疑義が残る。歯科人間ドックにおいてパノラマエックス線撮影は現在でも多く行われており、う蝕・歯周病・咬合・顎関節など、硬組織の検査の鍵を握っている。

　そこで、本項ではパノラマエックス線写真上で顎骨内にみられる異常所見を中心に、画像の見方、受診者への画像所見の伝え方を解説する。

パノラマエックス線写真の見方

　はじめに、異常所見がみられた時の診断のポイントについて考えていきたい（図1）。

1. まず、異常所見の部位から、それが歯と関連するものがどうか判断できる。歯槽突起部、下顎であれば下顎管より上にあれば歯と関連することが多い。逆に下顎管より下方であれば歯との関連はないものが多い。疾患によっては好発部位が知られているものもある。
2. 大きさからは異常所見の範囲がわかり、形からはその異常所見の特徴がわかることもある。良性腫瘍など発育が緩徐な疾患であれば円形に近い形態を示すことが多く、炎症や悪性腫瘍では不整な形態を示すことが多い。エナメル上皮腫のように石鹸の泡状の形態を呈する疾患もある（図2）。
3. 内部構造は病変を診断する手がかりとなる。根尖性異形成症では、病変の進行によって透過像から不透過像（黒・グレーから白）へ変わる（図3）。また、歯牙腫では内部に歯様の構造物が多数認められる（図4）。
4. 周囲骨との境界からも、その疾患の性状がわかる。腫瘍、囊胞といった疾患では境界が明瞭になり、悪性腫瘍、炎症などの疾患では不明瞭となる。
5. 周囲の解剖構造との関係を見ることでも、その病変の特徴を把握し、画像診断の手がかりをつかむことができる。病変内に歯が含まれているか、また病変と歯との位置関係などの情報も画像診断に役立つ。

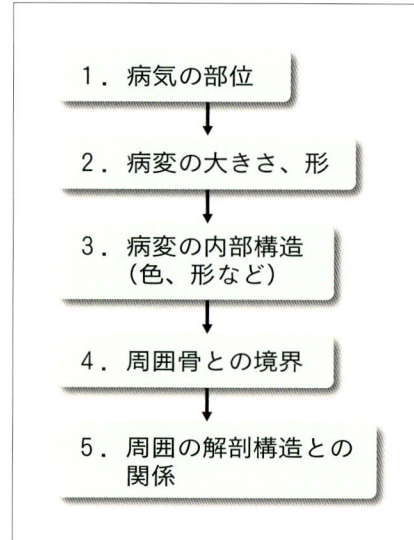

図1　エックス線画像における診断の要点。

1. 病気の部位
2. 病変の大きさ、形
3. 病変の内部構造（色、形など）
4. 周囲骨との境界
5. 周囲の解剖構造との関係

エックス線検査

エナメル上皮腫のエックス線像

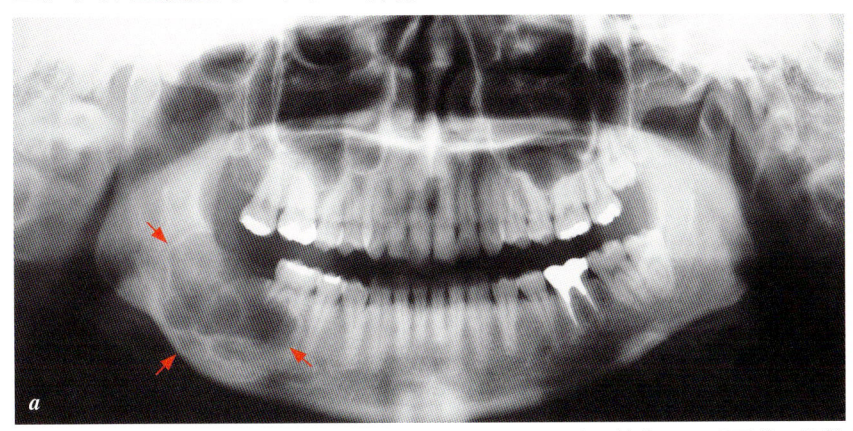

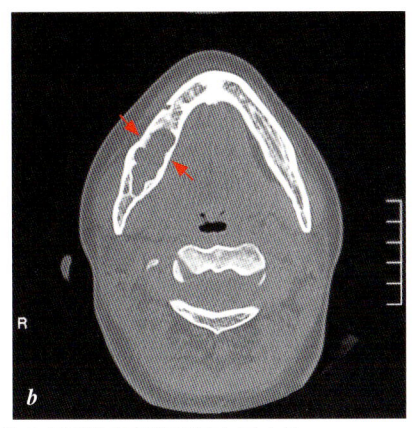

図2 エナメル上皮腫のエックス線像。*a*：パノラマエックス線像、*b*：CT像。石鹸の泡状の多房性の画像所見を呈する。

根尖性異形成症のエックス線像

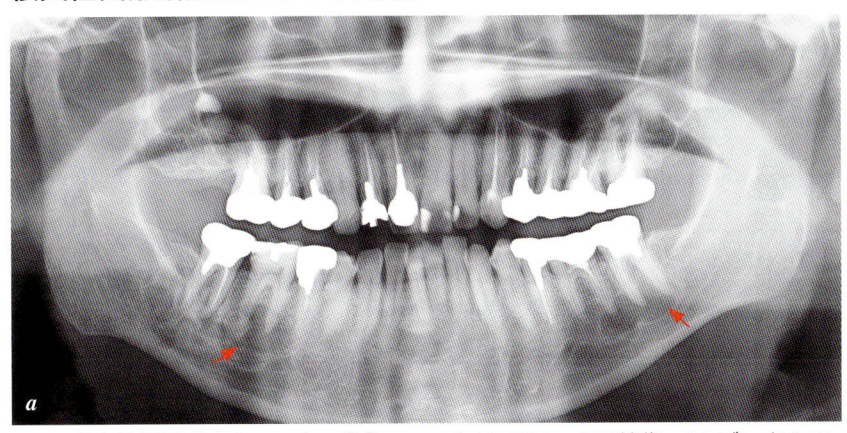

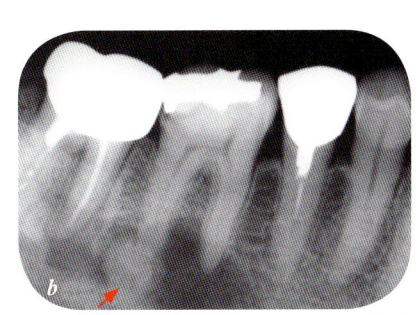

図3 根尖性異形成症のエックス線像。*a*：パノラマエックス線像、*b*：デンタルエックス線像。第Ⅰ期の下顎左側はエックス線透過像を示し、第Ⅱ期の下顎右側はエックス線透過像とエックス線不透過像とが混在している。

歯牙腫・集合型のエックス線像

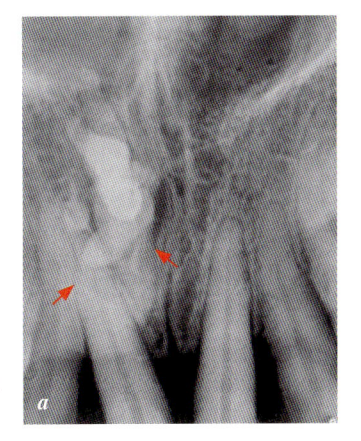

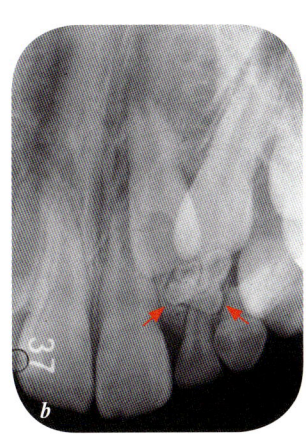

図4 歯牙腫・集合型のエックス線像。歯様の構造物が多数認められる。

口腔内検査

エックス線不透過像を示す病変

　はじめに、パノラマエックス線写真上で不透過像、いわゆる「レントゲン像で白い像」がみられた場合の画像診断について解説する。初診時に撮影したパノラマエックス線写真上に病変を疑う所見が発見された場合、重要となるのはその病変が「良性の疾患なのか？」「悪性の疾患なのか？」そして「歯原性の疾患なのか？」「非歯原性の疾患なのか？」の判断である。これらの診断は、「病変が一般的な歯科診療所で対応が可能か否か？」「早急な治療が必要か否か？」の判断にもつながってくる。

　図5にエックス線不透過像を示すパノラマエックス線写真の診断フローチャートを示す。フローチャートを見ると、最初に病変の境界の判断を行うことがわかる。この境界の明瞭・不明瞭の判断は病変の良性・悪性の診断につながっている。良性腫瘍、骨腫や機械的な刺激などによる骨硬化症では、病変の境界は明瞭になる(図6)。一方、慢性硬化性骨髄炎、悪性腫瘍では境界は不明瞭となる(図7)。

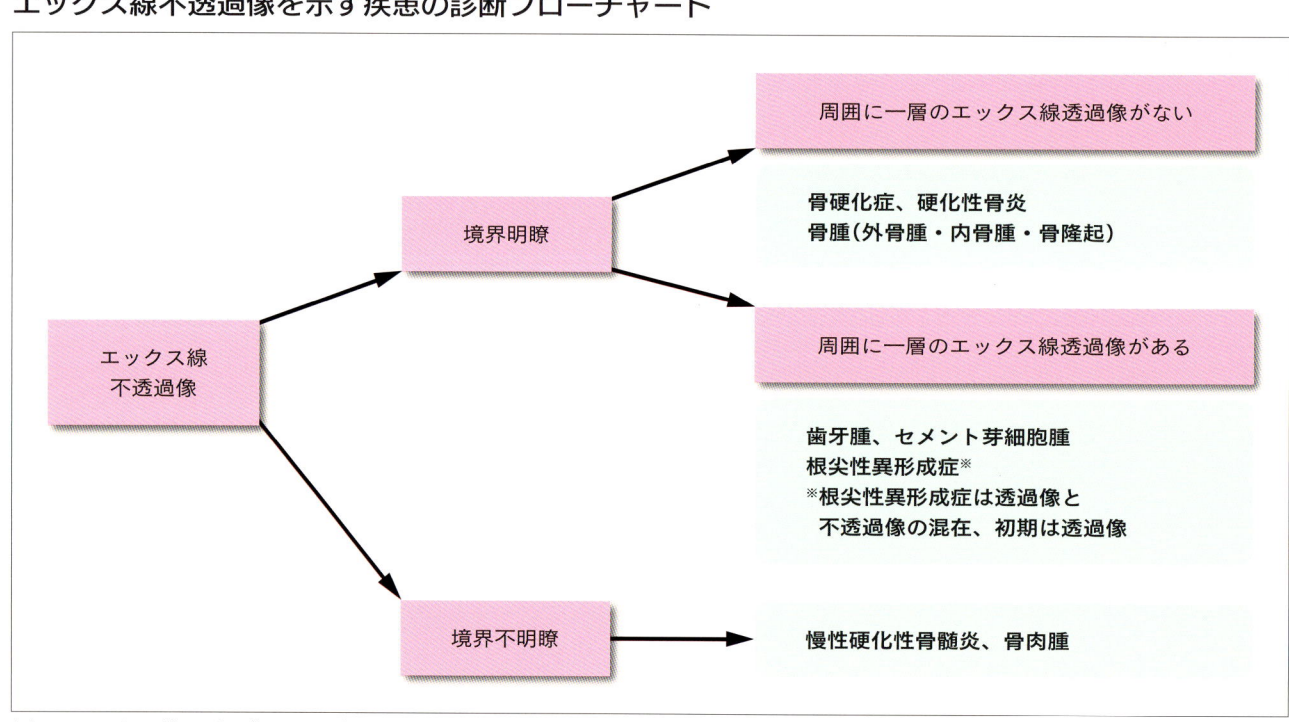

エックス線不透過像を示す疾患の診断フローチャート

```
エックス線不透過像
├─ 境界明瞭
│   ├─ 周囲に一層のエックス線透過像がない
│   │    骨硬化症、硬化性骨炎
│   │    骨腫（外骨腫・内骨腫・骨隆起）
│   └─ 周囲に一層のエックス線透過像がある
│        歯牙腫、セメント芽細胞腫
│        根尖性異形成症※
│        ※根尖性異形成症は透過像と
│          不透過像の混在、初期は透過像
└─ 境界不明瞭 → 慢性硬化性骨髄炎、骨肉腫
```

図5　エックス線不透過像を示す疾患の診断フローチャート。

エックス線検査

骨硬化症のエックス線像

図6 骨硬化症のエックス線像。*a*：パノラマエックス線像、*b*：デンタルエックス線像。境界明瞭なエックス線不透過像を示す。

慢性硬化性骨髄炎のエックス線像

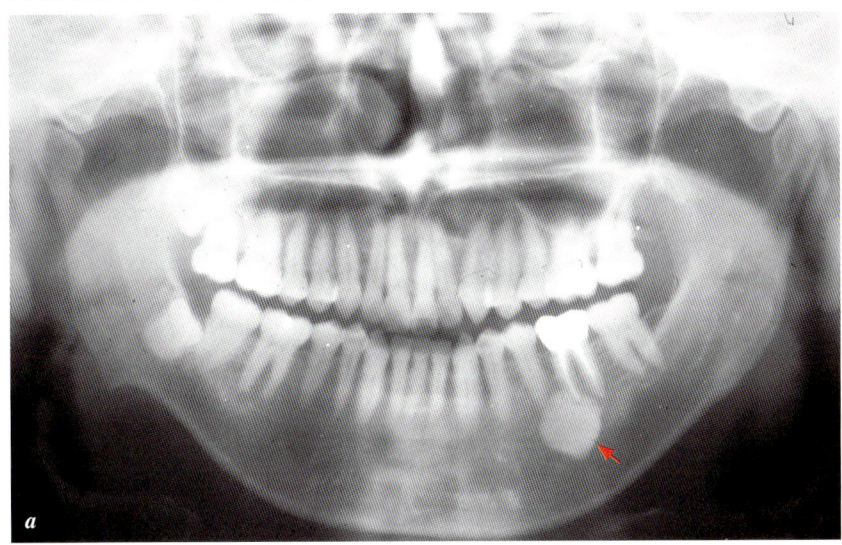

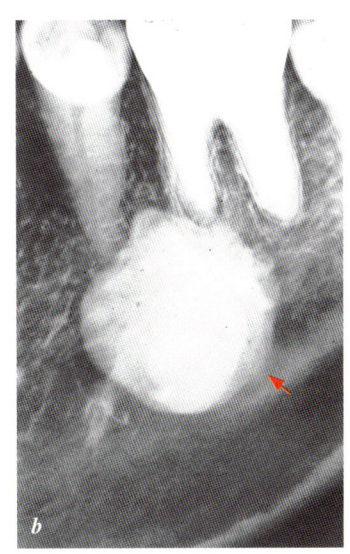

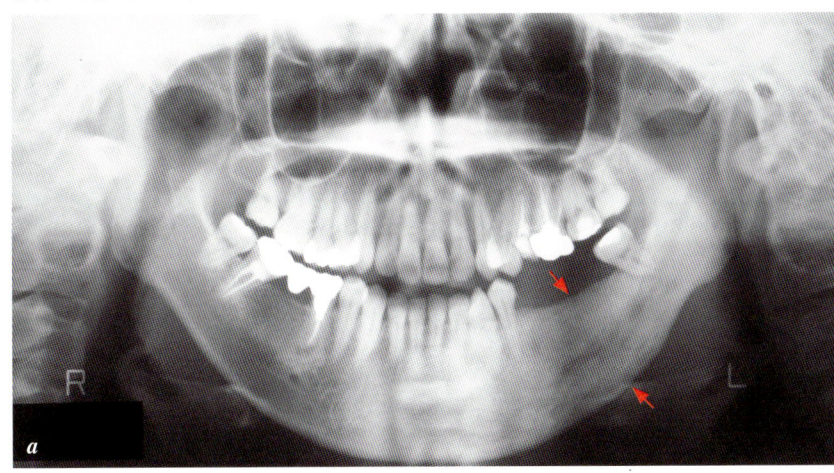

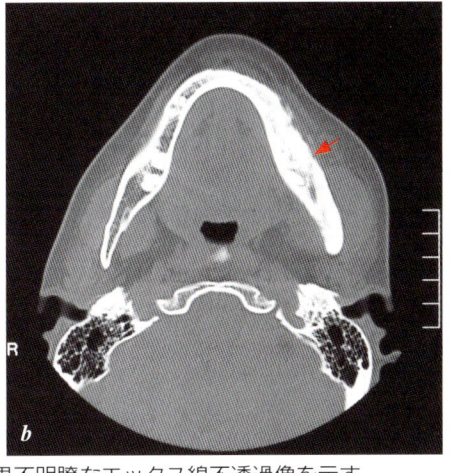

図7 慢性硬化性骨髄炎のエックス線像。*a*：パノラマエックス線像、*b*：CT像。境界不明瞭なエックス線不透過像を示す。

　　　　　境界明瞭な病変については次にその周囲を観察し、歯根膜様のエックス線透過像の有無を確認する。歯根膜様の透過像の有無は、病変が歯原性の疾患か非歯原性の疾患かの区別につながる。歯牙腫やセメント質腫など歯原性の疾患では不透過像の周囲に歯根膜様の透過像がみられる(図8)。これは、歯原性の疾患を骨が異物と認識し、病変の周囲を皮膜様構造で包み込むことによって、正常な顎骨への侵襲を抑えているためと考えられる。一方、骨腫、骨硬化症、硬化性骨炎といった骨の変化では周囲骨との境界に歯根膜様の透過像はみられない(図9)。

口腔内検査

歯牙腫・複雑型のエックス線像

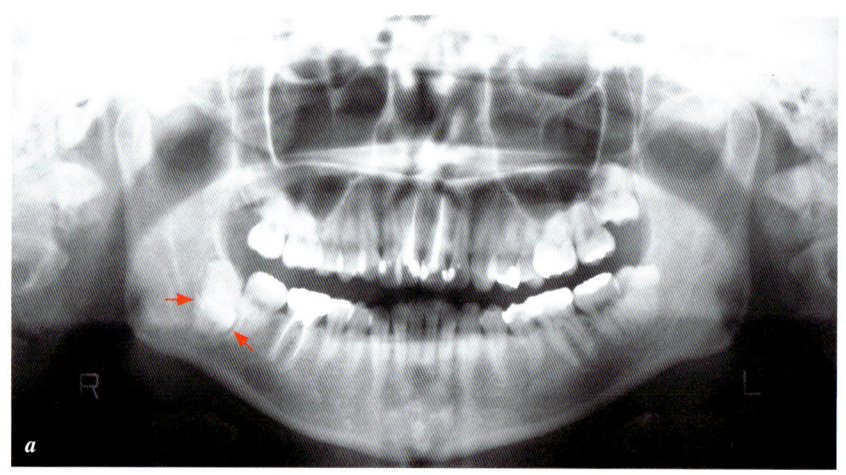

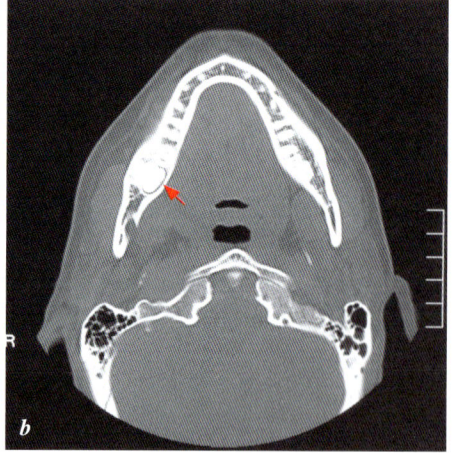

図8　歯牙腫・複雑型のエックス線像。*a*：パノラマエックス線像、*b*：CT像。硬組織様構造の周囲に歯根膜様の像（矢印）がみられる。

硬化性骨炎のエックス線像

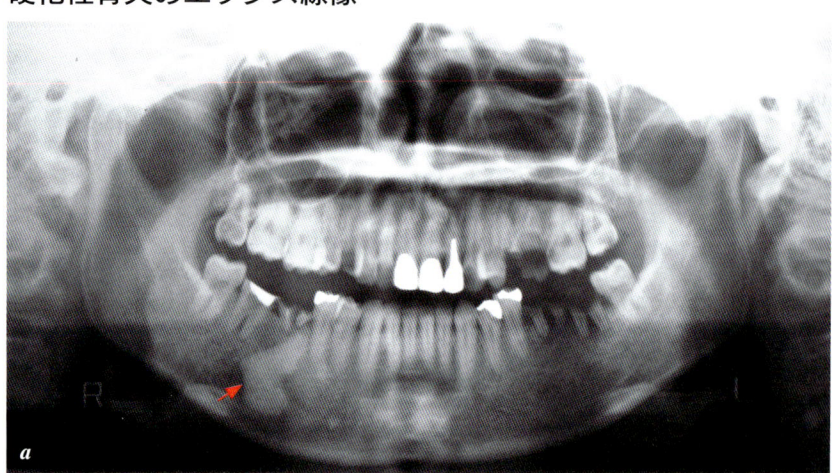

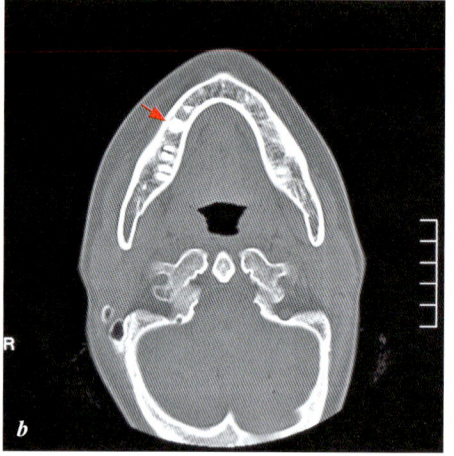

図9　硬化性骨炎のエックス線像。*a*：パノラマエックス線像、*b*：CT像。境界明瞭な骨硬化像を示す。周囲に歯根膜様の所見はみられない。

　以上がパノラマエックス線写真上で不透過像を示す病変の診断フローチャートの説明となる。改めて見直すと、疾患は3つのグループに分類されている。すなわち上の段は非歯原性の病変、中央は歯原性の病変、そして下の段は骨髄炎、悪性腫瘍となっている。フローチャートの上方の疾患は、口腔機能に影響しなければ歯科診療所での経過観察で十分対応できる疾患。それに対してフローチャートの下方へ行くほど、積極的な治療が必要な疾患、高次医療機関での加療が必要となる疾患となる。

エックス線透過像を示す病変

　続いて、エックス線透過像を示す、いわゆる「レントゲン像で黒くみえる」疾患の画像診断の流れについてフローチャートを用いて解説する。フローチャートを見ると、エックス線不透過像の時と同様にまず病変の境界の判断を行うことがわかる(図10)。病変と周囲組織との境界が明瞭なものは囊胞、良性腫瘍、腫瘍類似疾患といった良性の疾患である。これらは発育が緩徐であり、顎骨の膨隆、皮質骨の菲薄化、歯の傾斜、歯根の吸収、鼻腔底・上顎洞底・下顎管の偏位などがともなうこともある。

　境界が明瞭な疾患はさらに単房性か多房性で分類される。単房性とは病変の辺縁が平滑で類円形に近い形態であることである。単房性の疾患はさらに歯との関連の有無で分類されている。歯との関連のない疾患としては、静止性骨空洞、単純性骨囊胞、切歯管囊胞、血管腫などがある。とくに静止性骨空洞、単純性骨囊胞は腫瘍類似疾患に分類されており、積極的な治療は行われず、一般的には経過観察で対応される疾患である(図11, 12)。歯との関連性がある疾患としては、歯根囊胞、含歯性囊胞などがある。歯根囊胞は根管治療、含歯性囊胞では開窓、摘出といった局所的な処置で対応される。

エックス線透過像を示す疾患の診断フローチャート

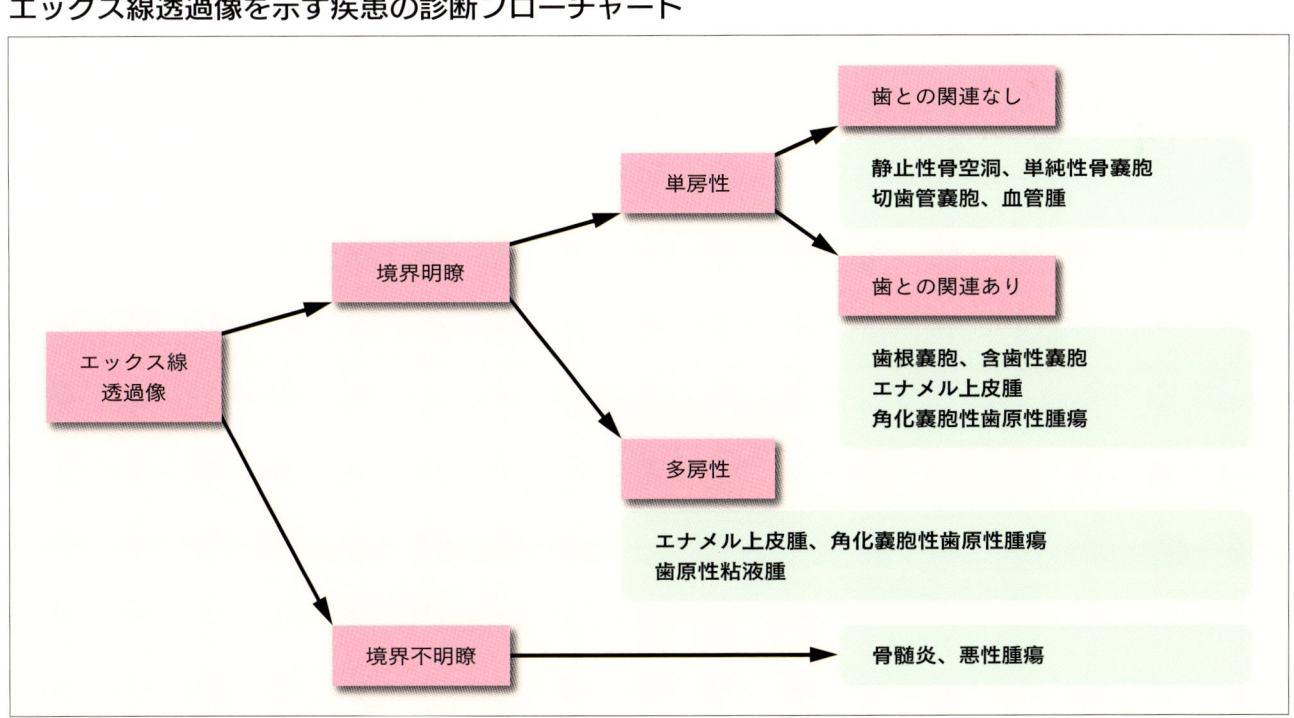

図10　エックス線透過像を示す疾患の診断フローチャート。

口腔内検査

単純性骨嚢胞のエックス線像

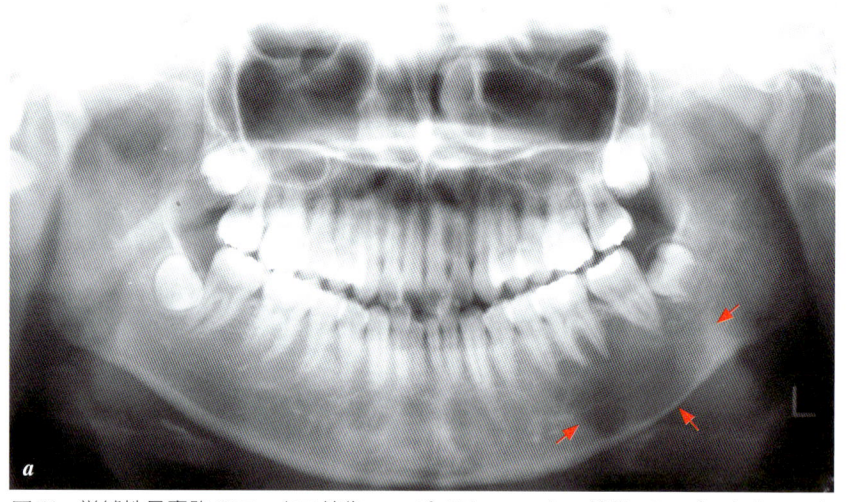

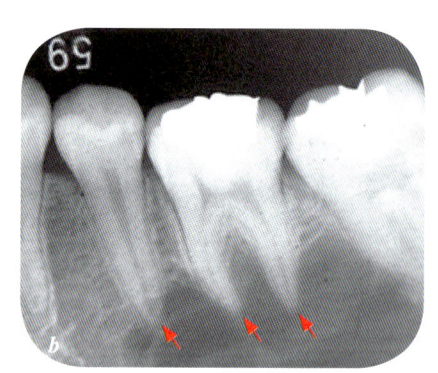

図11　単純性骨嚢胞のエックス線像。**a**：パノラマエックス線像、**b**：デンタルエックス線像。境界明瞭なエックス線透過像を示す。歯根膜腔との連続性はみられない。

静止性骨空洞のエックス線像

図12　静止性骨空洞のエックス線像。下顎管の下方に境界明瞭なエックス線透過像を認める。

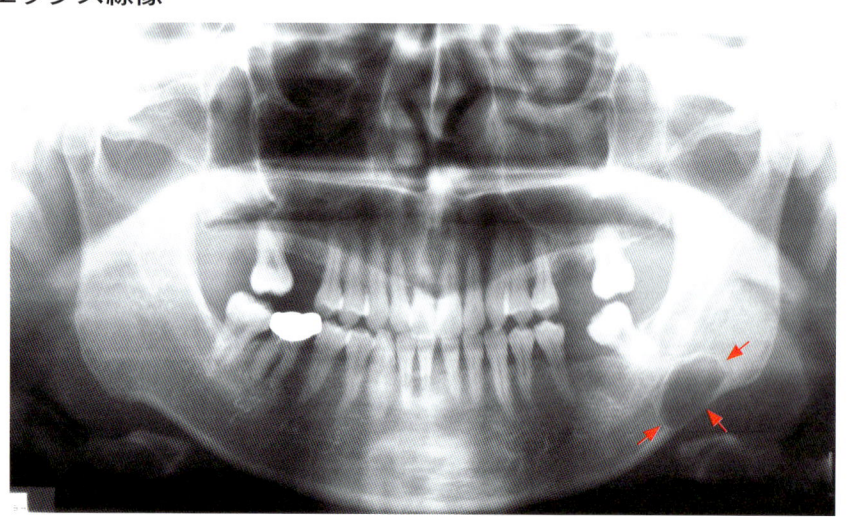

　それに対して多房性の疾患では辺縁が波状となり、いわゆる「蜂の巣状」、「石鹸の泡状」とよばれる所見を呈する(図2)。多房性の疾患にはエナメル上皮腫や角化嚢胞性歯原性腫瘍があり、これらの疾患は再発の可能性があるので摘出が行われ、病変の範囲によっては顎骨の部分切除などの処置が適用されることもある。

　一方、境界が不明瞭なものには歯肉がんなど悪性腫瘍、急性骨髄炎などの炎症がある。これらの疾患は進行が早く、生態防御反応である顎骨の硬化がみられる前に骨吸収が広がっていく。そのため、病変と周囲組織との境界は不明瞭となる傾向がある(図13)。これらの疾患では早急な治療が必要であり、全身管理のできる医療機関での治療が必要となる。

顎骨に浸潤した歯肉がんのエックス線像

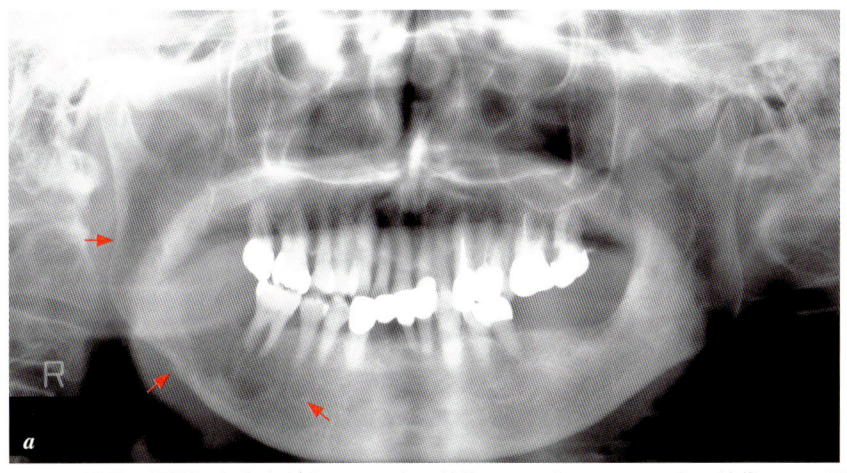

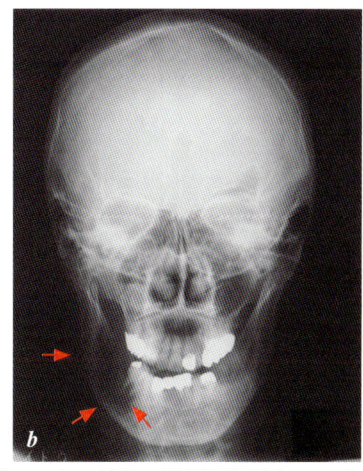

図13 顎骨に浸潤した歯肉がんのエックス線像。*a*：パノラマエックス線像、*b*：頭部エックス線像。境界不明瞭なエックス線透過像を示す。

まとめ

　以上、パノラマエックス線写真でみられる異常所見について述べてきた。歯科人間ドックにおける画像検査は口腔内の健康度をはかることが目的であり、疾患を発見することではない。しかしながら、エックス線画像に異常所見がみられた際には「早急な治療が必要な疾患であるか？」「高次医療機関へ紹介するべき疾患であるか？」の判断が求められてくる。今回提示したパノラマエックス線写真の診断フローチャートを、歯科人間ドックに適用することで、その判断はよりスムーズになり、結果として受診者の安心と信頼を得ることにつながっていくと考えられる。

画像所見報告書

所見：
（□上顎　□下顎　□その他＿＿＿＿＿＿＿＿）の
（□右側　□左側）に
（□エックス線透過像　□エックス線不透過像
　□その他＿＿＿＿＿＿）
を認めます。

□異常所見はみられません。□精査が必要と思われます。

画像所見報告書。

口腔内検査

う蝕検査

内山敏一／北村和夫

う蝕検査の意義・目的

う蝕検査では、健康調査票を参考にしながら、視診（透照診を含む）、触診、エックス線検査などを行い、う蝕や楔状欠損などの実質欠損をできるだけ早期に発見することが最大の目的である。また、日本歯科人間ドック学会ではう蝕検査時に歯式作成と口腔内写真撮影（正面観）を行うことを推奨している。歯式はう蝕リスクを判定するときに必要なDMF（健全歯数、欠損歯数、う蝕歯数、処置歯数）を求めるときに必要となり、口腔内写真は口腔内の診査・診断のみならず、口腔内管理の評価および指導を行うにあたりもっとも簡便で有効な資料となる。ただし、歯科人間ドックは疾患の発見ではなく、顎口腔系に対する健康の維持・増進に重点を置いているため、本邦における「う窩の早期発見」を目的としたう蝕検査の結果と唾液検査によるう蝕リスク診断の結果を基にして、最終的には受診者固有のう蝕リスクを検討することを目標としている。

検査項目

1. 医療面接：受診者が記入した健康調査票を参考に行う。
2. エックス線検査：パノラマエックス線撮影法と咬翼法による撮影（咬翼法は臼歯部隣接面で必要不可欠な場合かつ患者の同意を得られた場合に限定）
3. 口腔内写真撮影（正面観）
4. 視診（歯式記入も含む）：咬合面、唇側面、口蓋・舌側面、切歯部の視診と隣接面の光照射器を用いた透過光診査、歯肉の腫脹、瘻孔の診査を含む。
5. 触診：フロスおよび探針（探針については口頭で患者の同意を要す）
6. 打診：垂直・水平打診
7. 温度診：冷刺激（Pulperまたは氷片）および温刺激（加熱ストッピング）を使用
8. 歯髄電気診

※5～8は受診者の希望またはエックス線検査で歯髄の生死や根尖病変の存在が疑われた場合にのみ行う。

う蝕検査

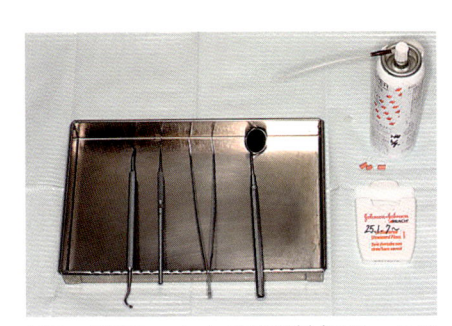

図1 基本セットと必要器材(なお、この写真には光照射器と電導ペーストが入っていない)。

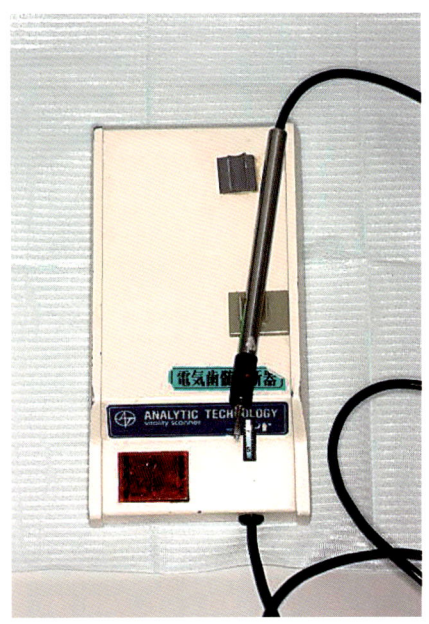

図2 電気歯髄診断器。

検査に使用するもの

■必要器材

- 基本セット(デンタルミラー、探針、練成充填器、デンタルピンセット)(*図1*)
- 温度診器具(冷刺激用 Pulper または氷片、温刺激用加熱ストッピング)(*図1*)
- デンタルフロス(*図1*)
- 透過光診査器具(光照射器)
- 電導ペースト
- 電気歯髄診断器(*図2*)

検査の実際の流れ

　通常の歯科検診と術式・方法は同じであるが、歯科人間ドックでは口腔内写真撮影(正面観)も行う。手順としては(*図3*に示すとおり)、口腔内写真撮影後、逆Cの順で欠損歯、処置歯(具体的な修復物や補綴物名も記載)、う蝕やその他の実質欠損(楔状欠損など)、瘻孔、骨隆起を検査し、その結果をう蝕検査記録用紙(*図4*)に記載する。なお、本学会では、探針の使用により初期う蝕の表層下脱灰層が破壊されるという近年の報告を受け、探針使用の際には受診者の同意を得ることを推奨している。また、p72のコラム欄に紹介するDIAGNOdent(カボデンタルシステムズジャパン株式会社)を用いると非破壊的に小窩裂溝の初期う蝕の検査ができるので参考にしていただきたい。前歯部隣接面う蝕には透過光診査機器の代用として光照射器を用い、舌口蓋側から照らして透過光診査を行う。う蝕が白濁して観察されるほか、歯の亀裂の検査にも有効である。隣接面う蝕や修復物辺縁の適合状態は、デンタルフロスを用いて引っ掛かりやフロスの切断などを確認することで検査する。歯髄炎や根尖病変などが疑われる部位については、その部位にのみ垂直・水平打診、温度診および歯髄電気診も行う。

　歯髄電気診は、咬合面または切縁から1/3の頬側部に導子を当て、歯の生死を判定する。対照歯は反対側の同名歯とする。患歯、対照歯とも2回以上測定し、平均値を求めることが望ましい。反応しない場合は、失活が疑われる。歯根未完成歯や外傷歯では、生活歯でも反応しないことがあるので注意が必要である。鑑別が難しい臼歯部隣接面のう蝕の検査には咬翼法を撮影する場合もある。

口腔内検査

う蝕検査の実際の流れ (図3)

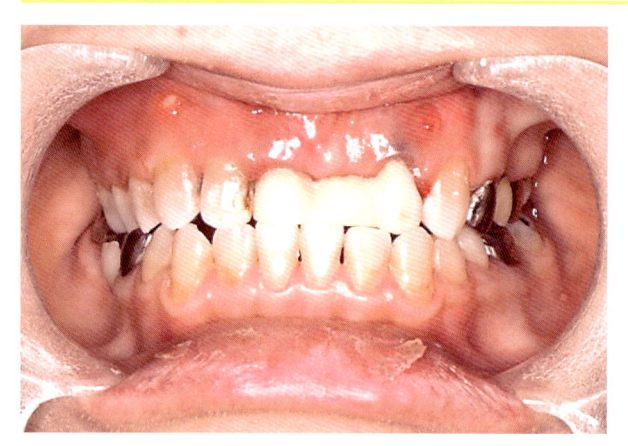

①口腔内写真(正面観)。口角鉤を使用すると撮影しやすい。

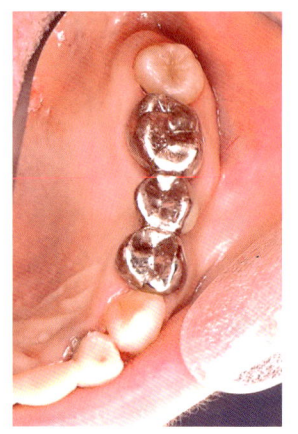

②逆Cの順なので右上から検査(ミラー像)。

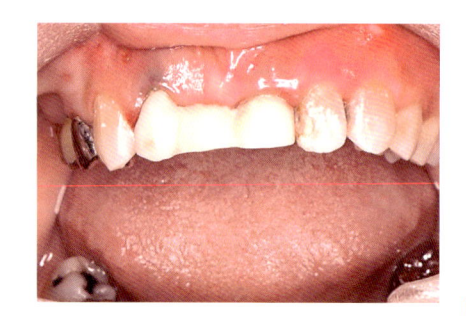

③上顎前歯部。

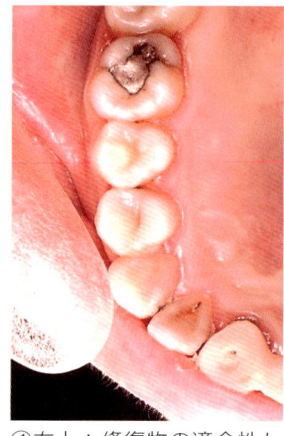

④左上：修復物の適合性も検査(ミラー像)。

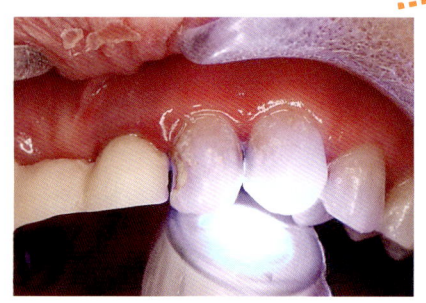

前歯部で隣接面う蝕が疑われる場合は透過光診査を行う。

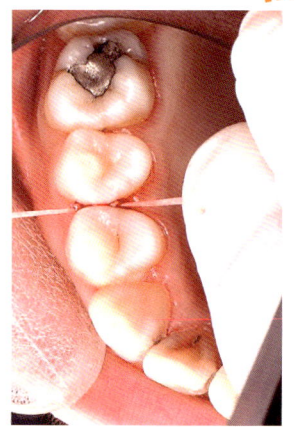

隣接面う蝕が疑われる場合はデンタルフロスを用いる(ミラー像)。

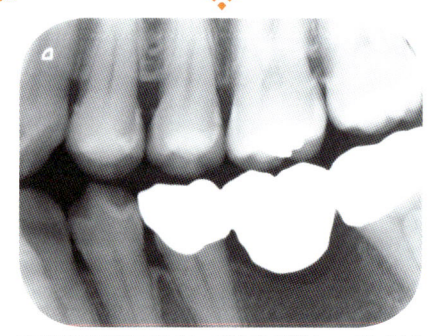

臼歯部隣接面う蝕で鑑別が難しい場合は咬翼法を撮影。

う蝕検査

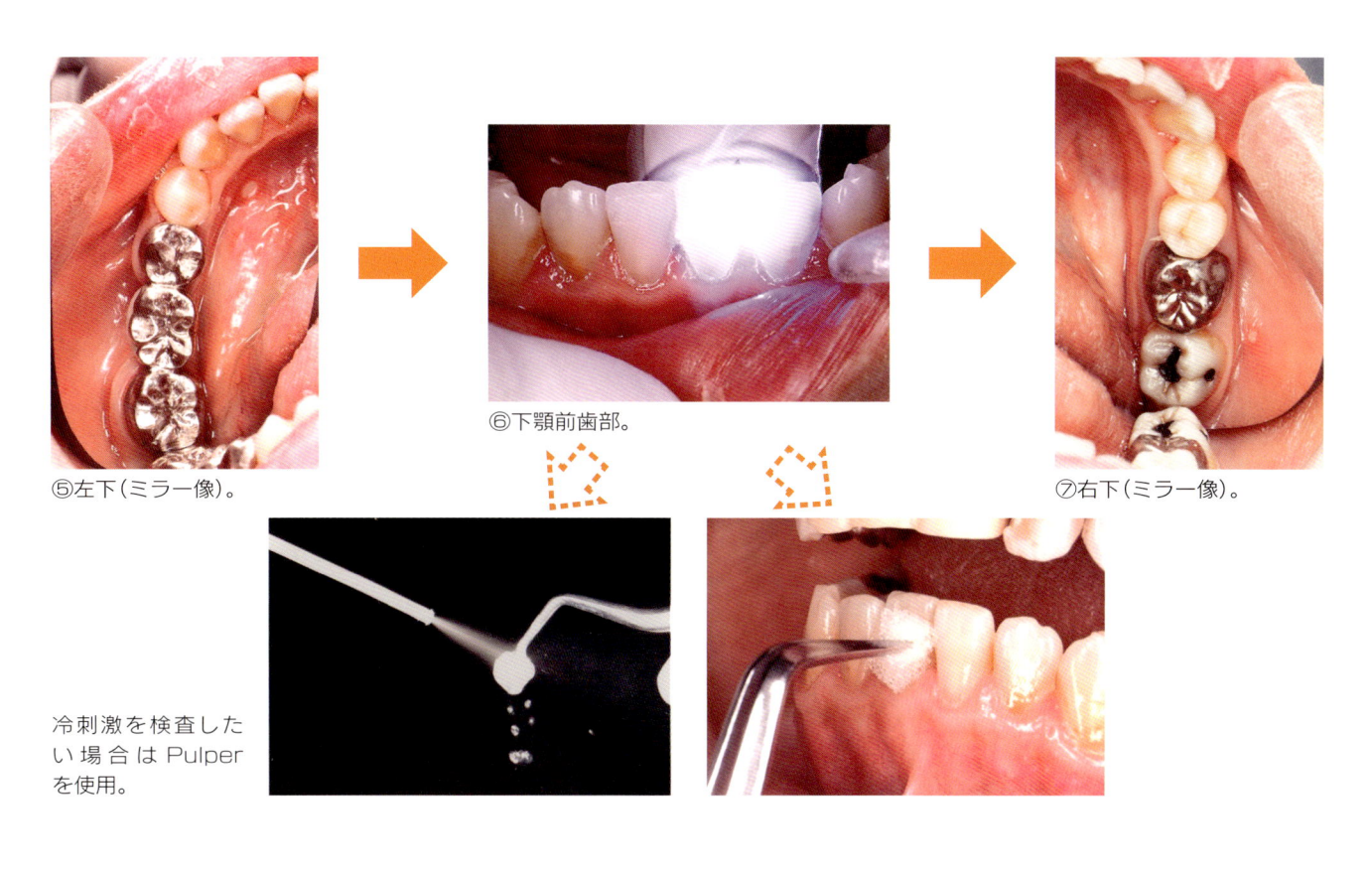

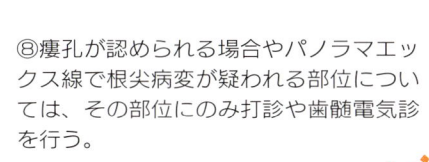

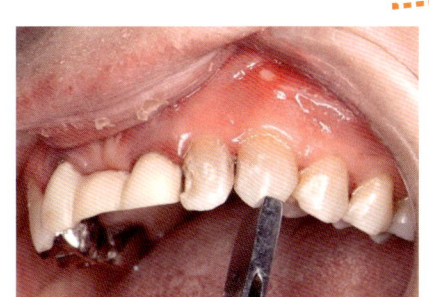

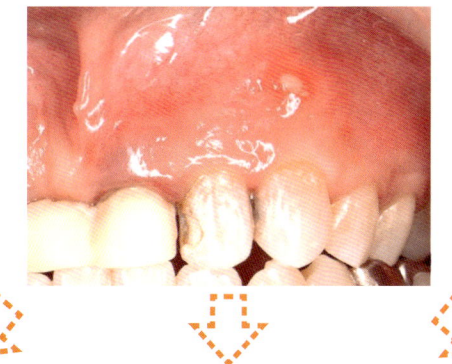

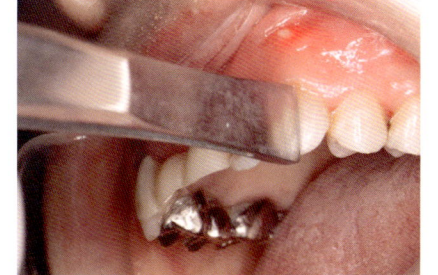

⑤左下（ミラー像）。

⑥下顎前歯部。

⑦右下（ミラー像）。

冷刺激を検査したい場合は Pulper を使用。

⑧瘻孔が認められる場合やパノラマエックス線で根尖病変が疑われる部位については、その部位にのみ打診や歯髄電気診を行う。

垂直打診。

水平打診。

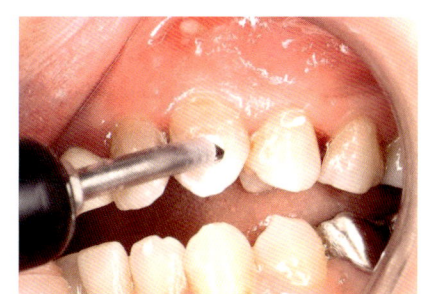

歯髄電気診。必ず、ゴム手袋を外す。

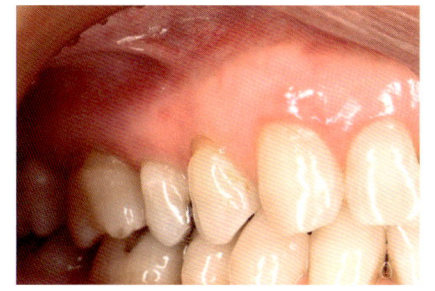

⑨楔状欠損：う蝕以外の実質欠損も記載。

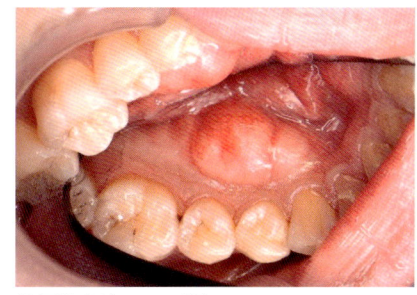

⑩骨隆起（ミラー像）。

口腔内検査

検査結果の見方

　う蝕検査は通常の検診で行われている検査と同様であり、検査結果の見方についてとくに記載することはない。しかし、報告書の作成に関し、ドックは病気の診断ではなく、スクリーニングを目的としていることから、診断名まで記載することは避けたほうがよい。そこで、う蝕検査記録用紙(図4)は医院保管用とし、検査結果に準じて、健康(異常なし)、要経過観察(要注意)、要精密検査(要検査・要治療)の3段階での判定結果に置き換える。この判定結果に口腔内写真(正面観)を含めてう蝕検査結果用紙(図5)として説明する。

　また、受診者の強い希望により、う蝕検査記録用紙(図4)を開示する際には、歯式やう蝕などの実質欠損が略式記号で記載されているため、記録用紙の内容を受診者に口頭でわかりやすく説明する必要がある。

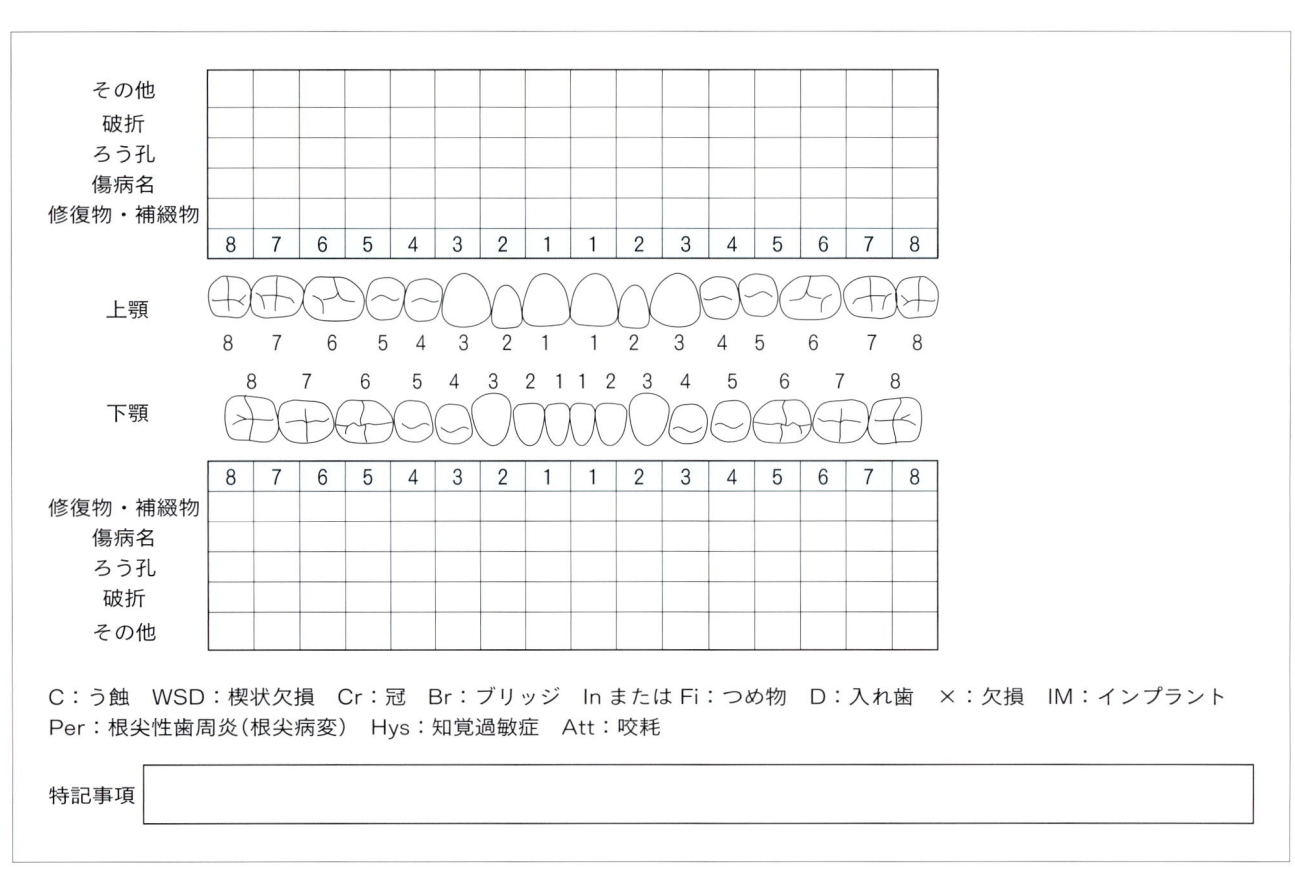

C：う蝕　WSD：楔状欠損　Cr：冠　Br：ブリッジ　InまたはFi：つめ物　D：入れ歯　×：欠損　IM：インプラント
Per：根尖性歯周炎(根尖病変)　Hys：知覚過敏症　Att：咬耗

図4　う蝕検査用紙。

う蝕検査

検査結果の伝え方

　歯科人間ドックは口腔内の健康の維持・増進を図るために行われており、単なる「う窩の発見」が目的ではない。したがって、受診者への説明には、唾液検査で行われた細菌検査の結果も照合し、図5に示されるう蝕検査結果用紙とともに受診者固有のう蝕リスクについても説明する必要がある。とりわけ『クリニカルカリオロジー』[1]に記載されているう蝕リスクのレーダーチャートは科学的根拠が高く、受診者にも説明しやすいため、う蝕リスク報告書を作成する際の参考資料としている。まとめると、歯科人間ドックでは、う蝕検査と唾液検査での結果を照合して患者へ説明すること、すなわち、う蝕検査結果用紙である図5とう蝕リスク診断結果（判定基準は表1に示す）としての図6について説明し、そのうえで受診者固有の弱点や予防法、生活習慣の是正事項なども含めて指導することが望ましい。

口腔内写真（正面観）

	判定結果
健康	治療の必要はありません
要注意	現在のところ治療の必要はありませんが、注意が必要です
要精密検査	病変が疑われる部位または治療をする必要がある部位が認められますので歯科医院の受診をお薦めします

図5　う蝕検査結果用紙。

表1　う蝕リスクの分類。

検査項目	ノーリスク	ローリスク	リスク	ハイリスク
飲食回数	3	4	5	6以上
フッ素の使用状況	定期的なフッ素塗布 家庭で毎日使用	家庭で毎日使用	時々使用	なし
プラーク量（全歯を対象とし、スコアは最大値を用いる）	なし	歯肉との境目に薄い膜のようなプラークがある	歯肉との境目にそってプラークが付いているが歯と歯の間にはない	歯肉との境目や歯と歯の間にもたくさんのプラークが付いている
DMFT	0	1、2	3、4、5	6以上
唾液の量（刺激唾液、5分）	10ml以上	6.0ml〜10.0ml未満	3.5ml〜6.0ml未満	3.5ml未満
唾液のpH	7.5	7.0	6.5、6.0	5.5、5.0、4.5
唾液の緩衝能	濃赤	赤	オレンジ	黄
ミュータンス菌数（オーラルテスター）	0	1	2	3

口腔内検査

検査項目	検査結果	ノーリスク	ローリスク	リスク	ハイリスク
飲食回数	3以下	★	—	—	—
フッ素の使用状況	時々使用	—	—	★	—
プラーク量	歯肉との境目に薄い膜のようなプラークがある	—	★	—	—
DMFT	4	—	—	★	—
唾液の量	10ml ↑	★	—	—	—
唾液のpH	7.5 ↑	★	—	—	—
唾液の緩衝能	赤	—	★	—	—
ミュータンス菌数	1	—	★	—	—

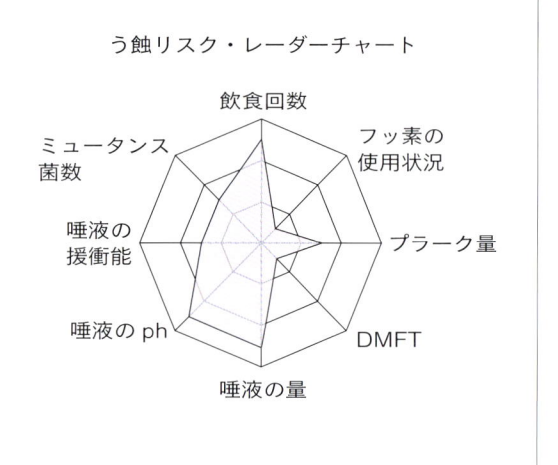

図6　う蝕リスク診断結果。

COLUMN　新しいう蝕検査装置

通常のう蝕検査だけでは、歯科人間ドックの自費検査項目としては物足りないと考えていらっしゃる先生方の参考になれば幸いである。

● DIAGNO dent

DIAGNO dent(図7)は波長655nmのレーザー光線を歯面に当て、その蛍光反射光によりう蝕の進行度を測定する装置である。隠れたう蝕や表層下う蝕を検出し、その状態を数値化するもので、探針による触診なしにう蝕を検知する非破壊検査が最大の特徴である(図8)。とくにう蝕好発部位である小窩裂溝の初期う蝕鑑別に有効であることに加え、プリズムによりレーザー光を100度偏向できるので、隣接面う蝕の検査にも応用可能である。レーザー光線は最大2mmの深さまで到達し、健全な歯質に対しては低値が示されるが、う蝕を含め歯質が変化している場合には高値が示される。測定値の見方を表3に示す。ただし、この数値は器械の当て方などによっても変わるため、あくまでも診断の目安にすることが望ましい。

本装置はう蝕予防先進国のヨーロッパでは普及しているが、残念ながら本邦ではまだほとんど使用されていないのが現状である。

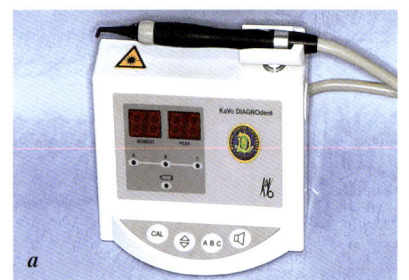

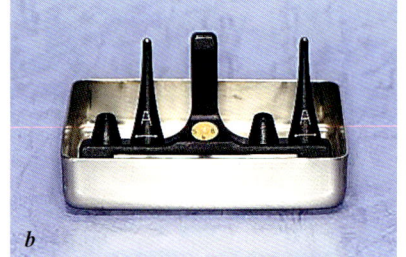

図7　DIAGNO dent(a)と付属のプローブ(b)。

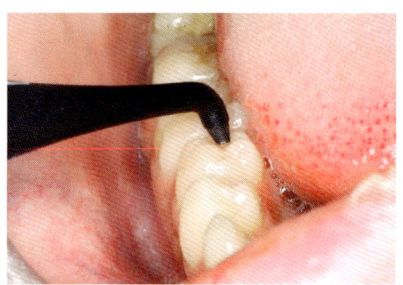

図8　DIAGNO dentは小窩裂溝の初期う蝕の検査を非破壊的に行える。

表3 DIAGNOdentの測定値の見方。

0〜14	とくに処置の必要なし
15〜20	予防処置実施の推奨
21〜30	う蝕リスク、リコール間隔に応じて予防処置または保存修復処置
31以上	保存修復処置を実施

●光干渉断層計 (Optical Coherence Tomography)

光干渉断層計(以下OCT)は、チェアサイドのみで簡便に使用することができ、被曝の懸念なしにリアルタイムで高解像度画像が得られ、また立体画像の構築も可能な医療撮影用新技術である。OCTでは近赤外光と光学干渉計を利用することで、空間分解能約10μmというきわめて高い解像度を実現し、鮮明な画像を取得できる。エナメル質、象牙質、エナメル象牙境が明瞭に区分可能であるため、散乱強度の異なる部位を認識して、う蝕と診断できる(図9)。

現在、眼科領域では広く普及し、眼底診断法の新システムとして広く臨床応用されているのに対し、歯科ではまだ研究段階にとどまり、臨床応用には至っていない。今後のさらなる研究により、う蝕検査用として確立され、広く臨床応用されることが期待される。

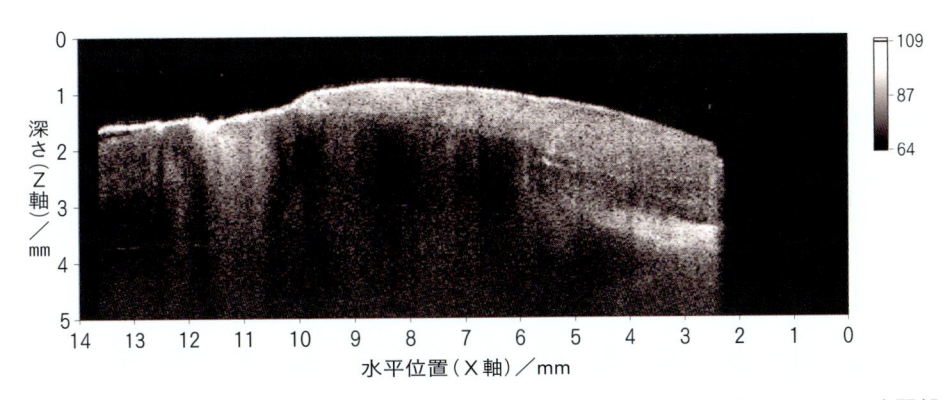

図9 ヒト抜去下顎切歯OCT画像の一例 エナメル質と象牙質の区別ができるほか、歯頸部と切端のエナメル質直下にう蝕(白く見える部分)を認める。

参考文献
1. 熊谷崇, 熊谷ふじ子, 藤木省三, 岡賢二, Douglas Bratthall(編). クリニカルカリオロジー. 東京：医歯薬出版, 1996.

口腔内検査

歯周病検査

小川智久／宮下　元

歯周病検査の意義・目的

通常の歯周病検査では、ポケットの深さとプラークの付着状況について行っているのがほとんどであるように思われる。歯科人間ドックでは、さらに詳細な歯周病検査を行うことにより、現状の確認のみではなく、今後の疾患発症や進行のリスクについても予測し、受診者のモチベーション向上につなげる。

1．PlI(Plaque Index)：染色は必要としない。
　プラーク付着の有無だけでなく、付着量についても確認できる。
2．PSR(Periodontal Screening and Recording)
　専用のプローブを用い、ポケットの深さに加え、不良補綴物や歯石の有無、炎症による出血の有無などについて検査する。
3．角化歯肉の有無
　前歯部で広く、臼歯部(とくに下顎)で狭い傾向にある。角化歯肉がないとブラッシング時の痛み(ブラシが可動粘膜に当たるため)が生じ、さらに口腔前庭が浅くなる(可動粘膜の減少による)ことによる頰粘膜の近接がブラッシングの障害となり、プラークコントロールが不良となる。
4．根分岐部病変
　初期での発見・治療は比較的予後良好であるが、重度になると予後はあまり良くない。そのため、根分岐部病変の有無や程度の判定は重要な検査項目である。
5．歯の動揺度
　骨吸収量に応じて増加する傾向であるが、咬合性外傷や根尖性歯周炎などの鑑別も必要である。

検査項目と検査に使用するもの

1．PlI(Plaque Index)：プローブ(とくに指定はない)
2．PSR(Periodontal Screening and Recording)：WHOプローブ(他のプローブでも可)
3．角化歯肉の有無：目視もしくはヨウ素液
4．根分岐部病変
　　・上顎：根分岐部病変用プローブ(なければ通常のプローブでも可)
　　・下顎：プローブ(とくに指定はない)
5．歯の動揺度：ピンセット

歯周病検査

検査の実際の流れ

　検査の順番にとくに決まりはないが、まずプラークの付着量から測定するとよいと思われる。理由としては、PSRや根分岐部病変の検査を行うことにより、プラークが除去されてしまうおそれがあるためである。

1 PlI（Plaque Index、図1〜3）
　まずは肉眼でプラークの付着を確認し、認められない部位においては**必ずプローブで擦過**を行い、1もしくは0の判別を行う。

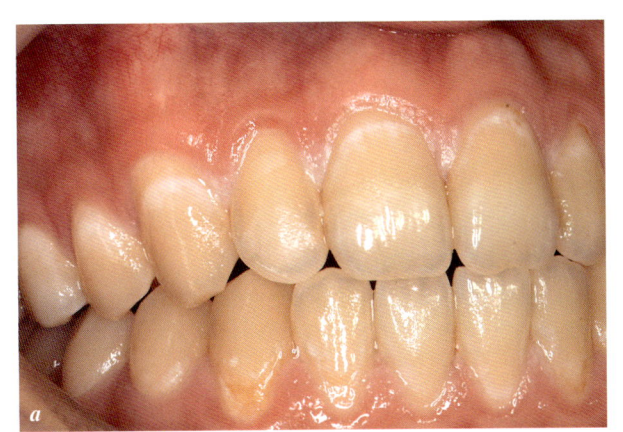

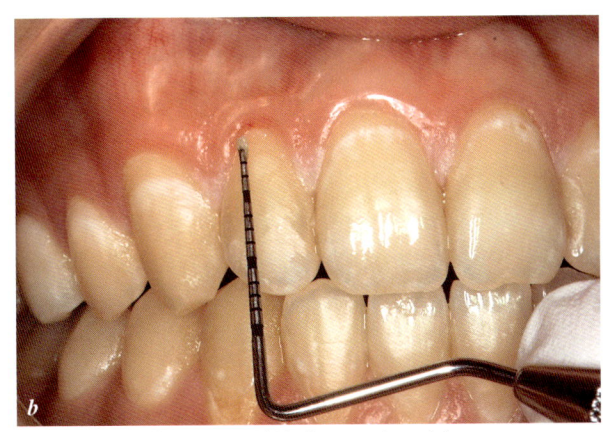

図1　PlI1は、肉眼ではプラークが確認できないが（*a*：2̲|）、プローブで擦過するとプラークの付着が認められる（*b*）。

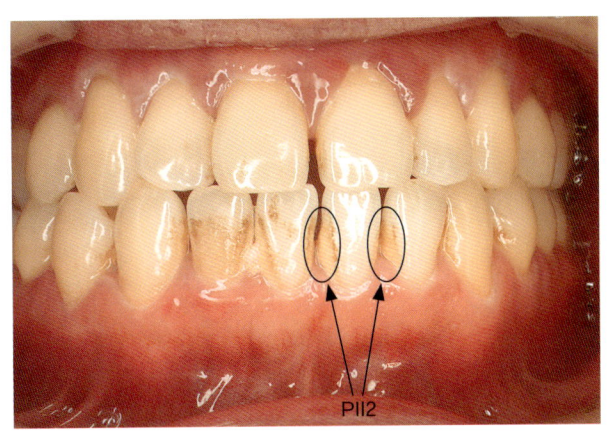

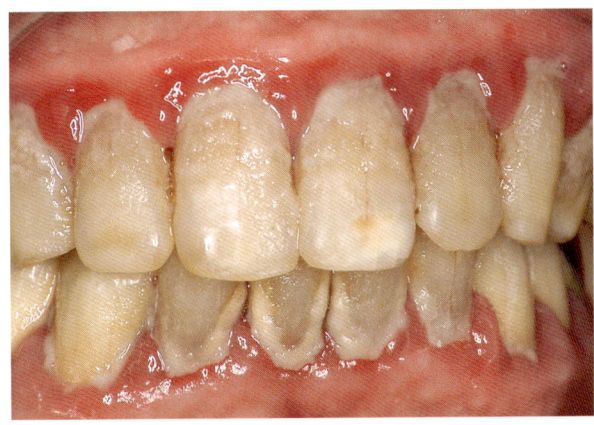

図2　PlI2では、プラークが肉眼で確認できる。

図3　PlI3では、多量にプラークの付着が確認される。

口腔内検査

2 PSR (Periodontal Screening and Recording、図4〜8)

WHOプローブを用いる。カラーコード部(3.5〜5.5mm)を目安として行うことにより容易になる。カラーコードの付いた他のプローブにおいてもカラーコード部の目盛を確認ができれば、検査は行いやすくなる。

図4 PSRコード1：プロービングデプスは4mm未満であるが出血がある。

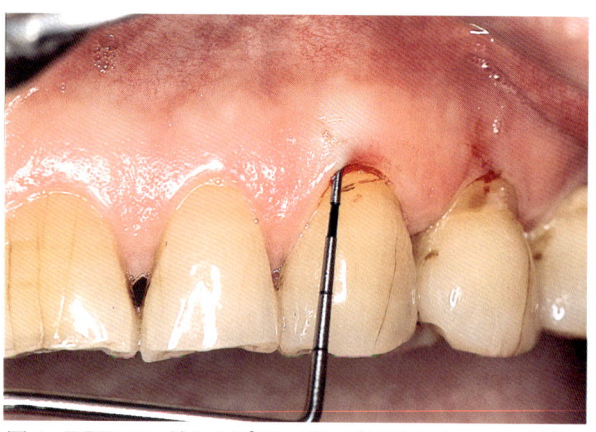

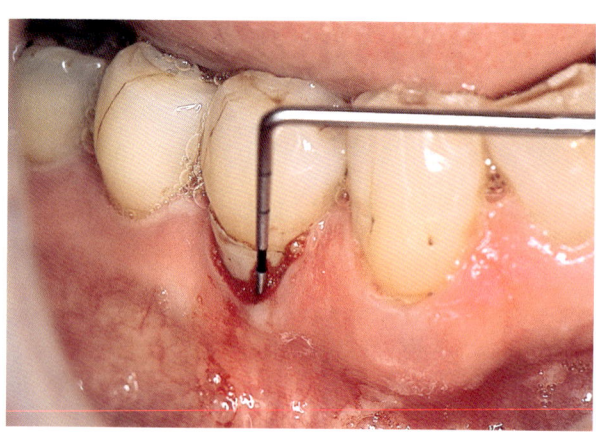

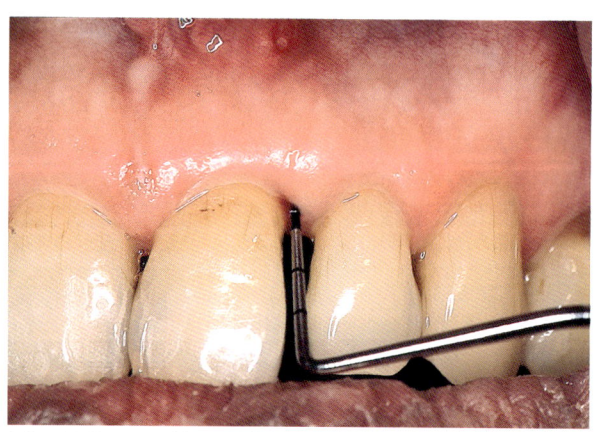

図5 PSRコード2：プロービングデプスは4mm未満であるが、歯石(歯肉縁上もしくは縁下)または不良補綴物がある。

図6 PSRコード3：プロービングデプスは4〜6mm。

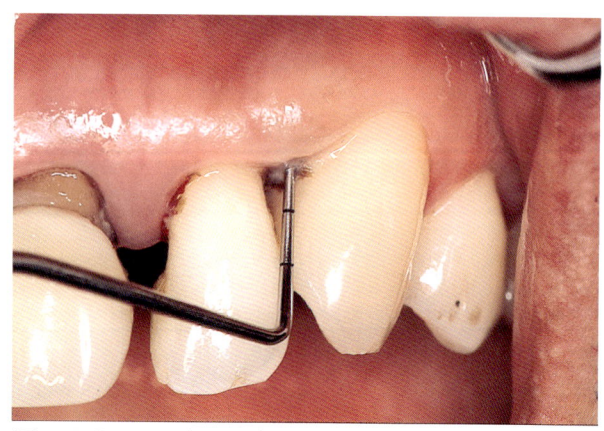

図7 PSRコード4：プロービングデプスは6mm以上。

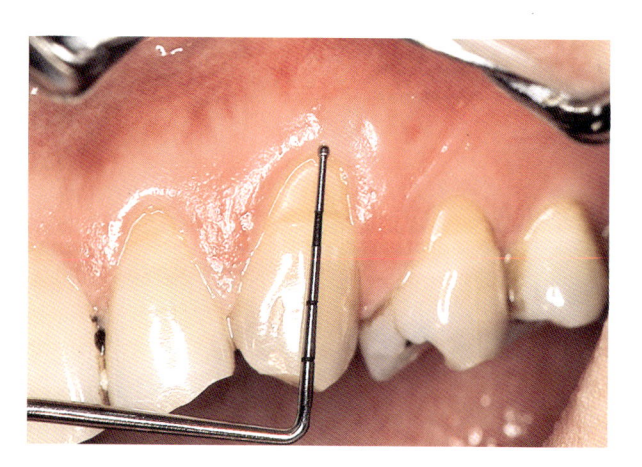

図8 根分岐部病変、歯の病的動揺、歯肉歯槽粘膜の問題、プローブのカラーコード部に達するような歯肉退縮(3.5mm以上)がある場合はコードに「＊」を加える。

歯周病検査

3 角化歯肉の有無(図9)

　角化歯肉の幅は、通常前歯部で広く、臼歯部の後方にいくにつれて狭くなり、また、上顎で広く、下顎では狭い傾向である。そのため、ほとんどの症例において、下顎の左右臼歯部の検査を行うことにより、角化歯肉の有無を確認することができる。

　とくに注意する部位は、**下顎最後臼歯**や小帯の付着部位、歯肉退縮部であり、角化歯肉が認められない部位をチェックする。さらに、付着歯肉幅を求めるならば、ポケットの深さを計測して付着歯肉(角化歯肉幅－ポケットの深さ)を求める。健康の維持には1mm以上の付着歯肉が必要である。

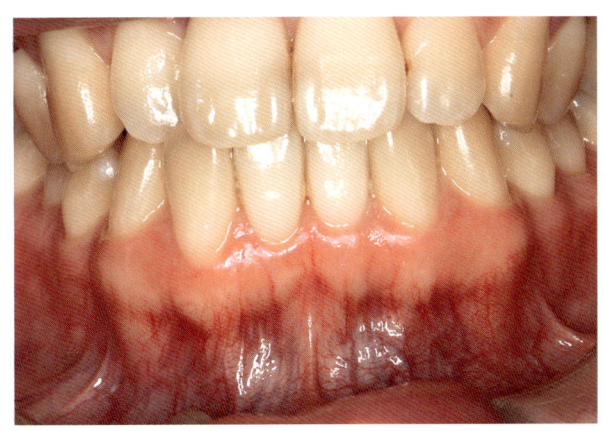

図9　歯肉歯槽粘膜境より歯冠側の非可動粘膜が角化歯肉。

4 根分岐部病変：Lindhe & Nymanの水平的分類(図10〜20)
- 上顎：近心・遠心・頬側の3方向から進行する。
- 下顎：頬側・舌側の2方向から進行する。

注意点
- 上顎：根の大きさや形態が異なるため、近遠心方向からの検査においては口蓋側と頬側の両方向から検査する必要がある。
- 下顎：エックス線写真により骨吸収の有無や、ルートトランクスの長さ(長いとプローブが挿入困難)が確認できるため、エックス線写真の併用は有用である。

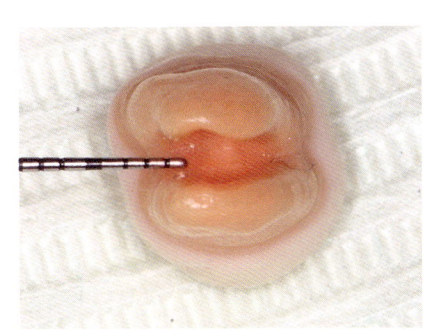

図10　根分岐部病変1度：プローブが頬舌径の1/3まで入る(わかりやすいように根尖側から撮影している)。

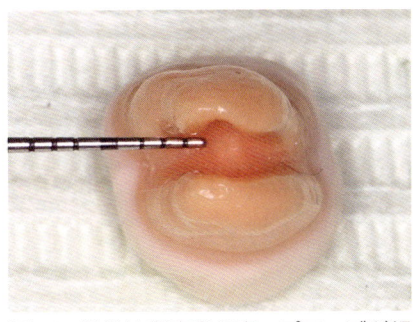

図11　根分岐部病変2度：プローブが頬舌径の1/3以上入るが貫通しない。

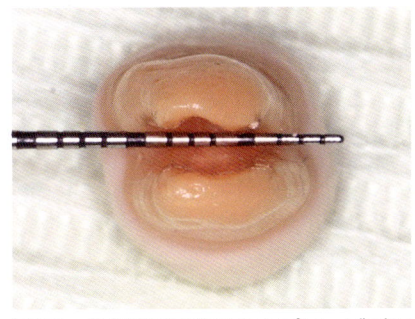

図12　根分岐部病変3度：プローブが貫通する。

口腔内検査

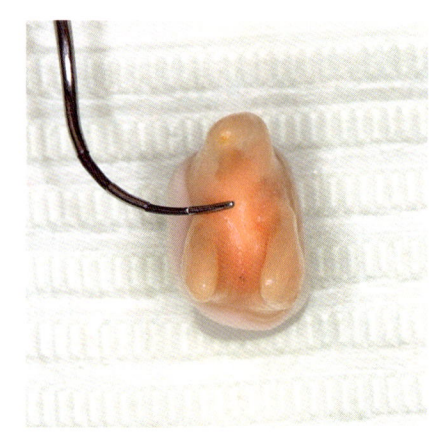

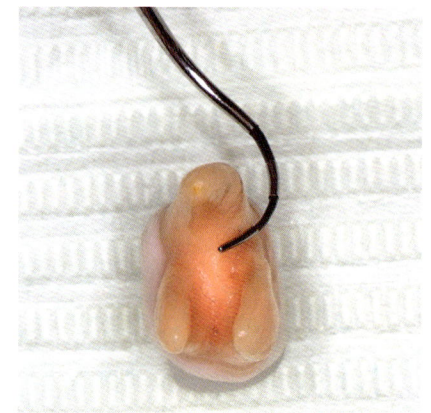

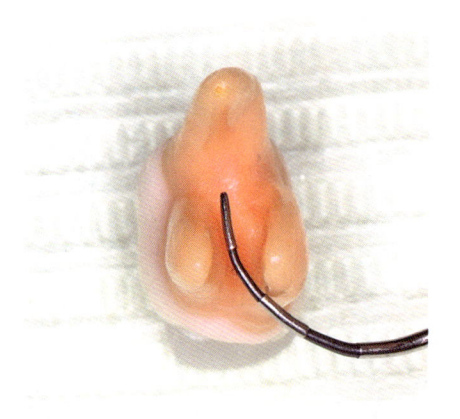

図13〜15　上顎の歯根は3根あるため、根分岐部病変は近心・遠心・頬側の3方向から検査する。　　図13 | 図14 | 図15

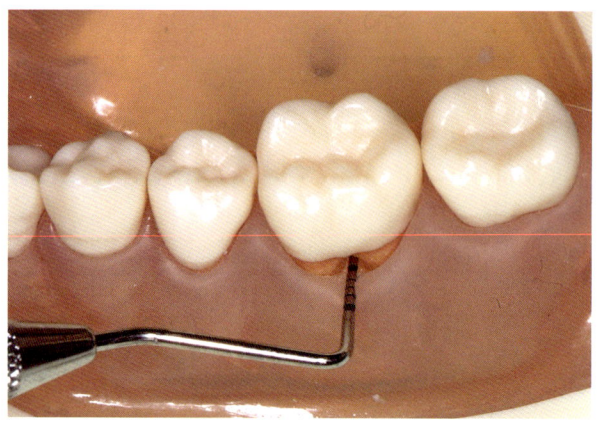

図16　下顎根分岐部病変の頬側方向からの検査。

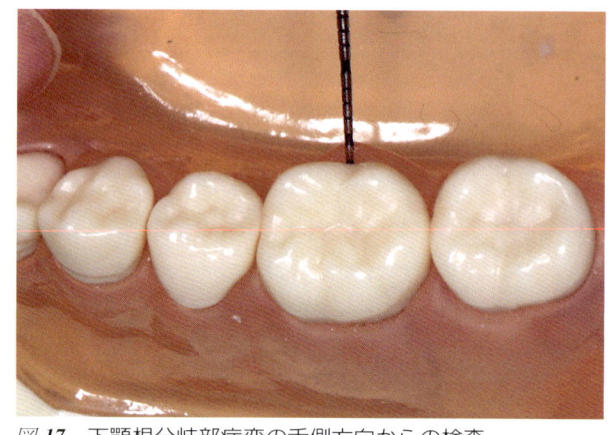

図17　下顎根分岐部病変の舌側方向からの検査。

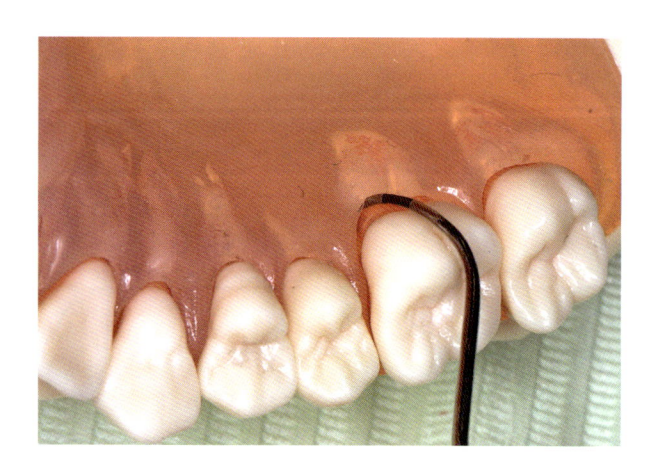

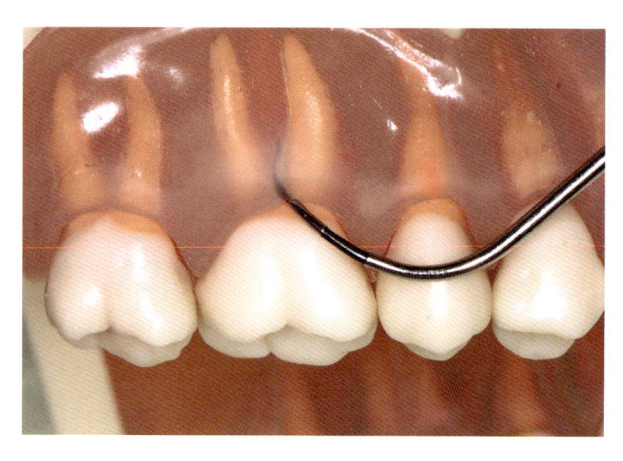

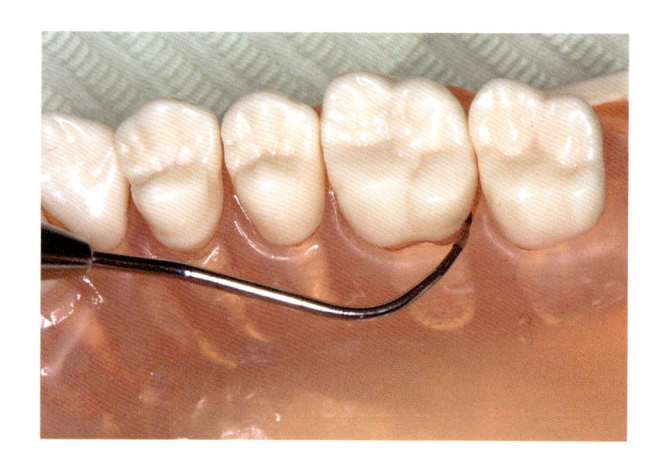

図18 | 図19
図20

図18　上顎根分岐部病変の近心方向からの検査。この時、プローブが入らない際は、念のため頬側方向からも検査する。
図19　上顎根分岐部病変の遠心方向からの検査。近心方向からの検査同様、プローブが入らない際は、念のため頬側方向からも検査する。
図20　上顎根分岐部病変の頬側方向からの検査。頬側〜近心方向、頬側〜遠心方向に向けて検査する。

歯周病検査

5 動揺度：Millerの分類(図21, 22)

連結固定されていないかの確認が必要である。ピンセットの先端から1/3の位置に短く把持して250gの力で操作する。

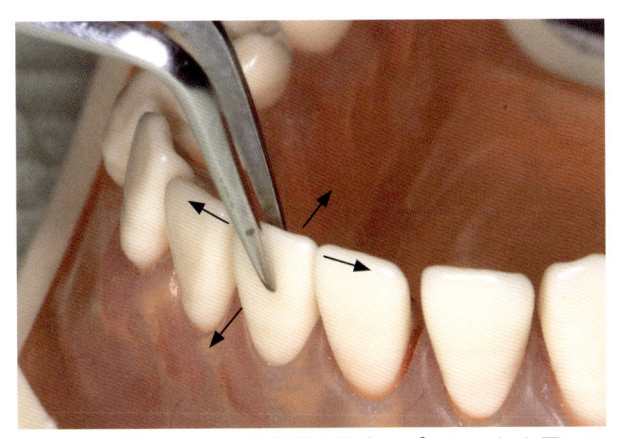

図21 前歯部における動揺度の検査。ピンセットを用いて頬舌方向または近遠心方向に動揺するか検査する。

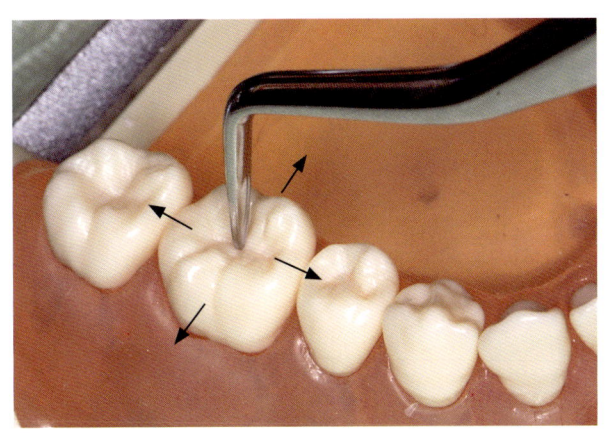

図22 臼歯部における動揺度の検査。ピンセットを閉じた状態で咬合面に当て、頬舌方向または近遠心方向に動揺するか検査する。

各検査の基準

PllとPSRにおける対象歯は前歯部(⌊1、2⌋)、小臼歯部(⌊4、5⌋)、臼歯部(⌊6、7、7、6⌋)とし、測定歯の欠損については同種近接歯の計測を基本とするが、全歯を対象としてもかまわない。

1．Pll(Plaque Index)

0：プラークの付着がみられない。
1：肉眼的にプラークの付着は認められないが、プローブによる擦過などによりプラークの付着が確認できる(図1)。
2：プラークが肉眼で確認できる(図2)。
3：多量にプラークの付着がみられる(図3)。

2．PSR(Periodontal Screening and Recording)

0：プロービングデプスは4mm未満で健康歯肉。
1：プロービングデプスは4mm未満であるが出血がある(図4)。
2：プロービングデプスは4mm未満であるが、歯石(歯肉縁上もしくは縁下)または不良補綴物がある(図5)。
3：プロービングデプスは4～6mm(図6)。
4：プロービングデプスは6mm以上(図7)。

なお、根分岐部病変、歯の病的動揺、歯肉歯槽粘膜の問題、プローブのカラーコード部分に達するような歯肉退縮(3.5mm以上)がある場合(図8)は、コードに「＊」を加える。

口腔内検査

3．角化歯肉の有無

一般的に角化歯肉は淡いピンク色で非可動組織である。そのため、視診での判断が困難な際は口唇や頬粘膜を引っ張ることにより、可動領域である歯槽粘膜が動くが、非可動粘膜である角化歯肉は動かないために存在の有無が判定できる。また、ヨウ素液で染色すると歯槽粘膜は染色されるが角化歯肉は染色しないため判定しやすい。ヨウ素液は非常に刺激が強いため、十分注意が必要である(図9)。

4．根分岐部病変：Lindhe & Nyman の水平的分類

1度：プローブをそれぞれの方向から根分岐部に挿入し、歯冠幅1/3以内(図10)。
2度：歯冠幅1/3以上であるが貫通しない(図11)。
3度：プローブが根分岐部を貫通する(図12)。

5．歯の動揺度：Miller の分類

0度：生理的動揺(0.2mm 以内)。
1度：唇舌方向にわずか(0.2〜1mm)に動揺。
2度：唇舌方向に1mm以上、近遠心方向にもわずかに動揺。
3度：頰舌・近遠心方向に加え歯軸方向にも動揺。

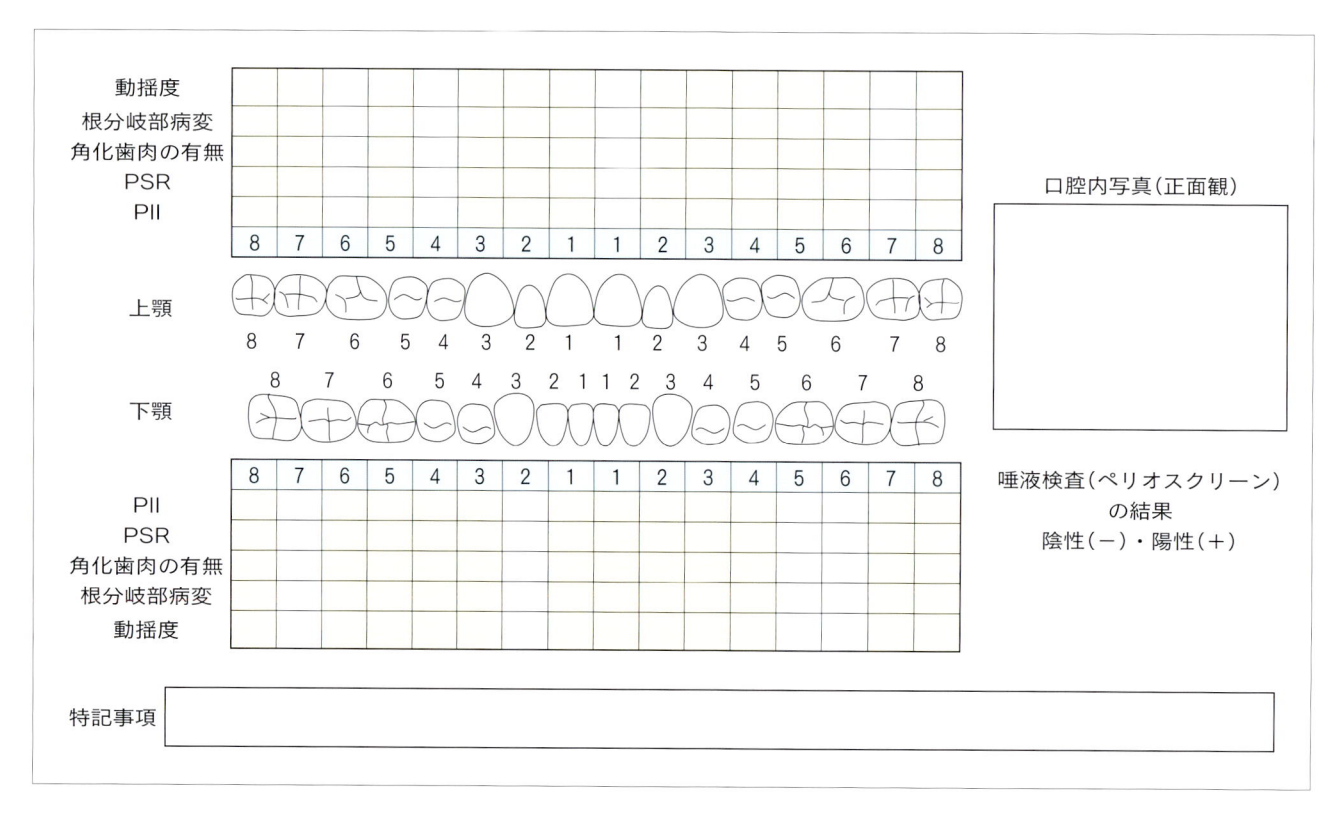

検査結果の見方

　PSRの値を中心に考え、PSRの検査値が高い部位は何が原因であるかを考える必要がある。その際には、プラークコントロールが不良であるか、解剖学的な形態、角化歯肉の状態や根分岐部病変の有無などの他の検査結果も考慮する。また、角化歯肉は存在するが、わずかな部位や軽度の根分岐部病変では、PSRの値は低いが今後歯周病が進行する可能性が十分あるので注意する。

検査結果の伝え方

　歯周病の検査結果が悪くても、ほとんど自覚症状が現れていない。そのために、検査結果を口頭で伝えるのもよいが、ポケットが深いことや根分岐部病変の存在などを伝えても、本人はあまり実感がもてないように思われる。そこで、受診者に口腔内が直接観察できるよう手鏡や口腔内カメラなどをもたせ、その状態でプローブを用いて深い歯周ポケットや根分岐部病変に実際プローブが入っていく状況を確認させると深刻な状況にようやく気づくことが多い。

歯周病検査	異常なし ・ 異常あり
歯周病唾液検査	異常なし ・ 異常あり

口腔内検査

咬合検査

原　節宏

咬合検査の意義・目的

　従来からいわれている正常咬合の診断基準が解剖学的、形態学的な基準で決定されていることには問題があり、受診者の咬合や咀嚼に対する自覚と検査結果との間で整合性がとれないことをしばしば経験する。たとえば、咬頭嵌合位において臼歯部は可能な限り多数歯が多数点で対合歯と同時接触するべきという常識的な概念の科学的根拠は存在せず、オープンバイトで少数歯の接触にもかかわらず、健全に生活を送っているケースに遭遇することは珍しくない。さらに、咬合に関連する変化として、咬合位の変動、経年的な咬耗、歯の傾斜、顎関節の形態変化、顎位の変化などがあげられるが、これらが緩除に進行し、病的状態に陥ることなく健康に推移していれば何ら問題のない生理的変化と考えることができる。何ら不調や症状を自覚していない受診者に対する歯科人間ドックの咬合検査として観察するべき点は、咬合位の経年的変化が急激に加速しているケースを見落とさないことである。

検査項目

1．医療面接：問診

　健康調査票を参考に検査用紙に記入する。顎関節症に関連する質問項目と重複している部分があることに留意する。また、継続して検査をし、比較することが重要なため、検査用紙(図1)には今回の結果だけでなく、前回、前々回の結果も検査用紙に記入できるようにしてあるので、必要に応じて過去の結果を転写する必要がある。

　咬合に関連する質問項目は以下の通り。

・よくかめない
・どこでかんでいいのかわからないことがありますか
・かみあわせの高さが気になったことがありますか
・歯をかみしめていることがありますか
・歯ぎしりを自覚したり指摘されたことはありますか
・歯並びを気にしたことはありますか

2．スタディキャストの印象採得、模型製作

　検査と並行して製作する(図2)。

3．咬合接触の検査

　咬合紙の接触部位を検査用紙とスタディキャストの咬合面の両方に記入する(図3〜7)。

咬合検査

[検査用紙] 咬合検査　　　　検査日　年　月　日

1．医療面接(問診)：健康調査票による自覚所見

咬合に関連する所見	今回 年　月　日	前回 年　月　日	前々回 年　月　日
よくかめない			
どこでかんでいいのかわからないことがありますか			
かみあわせの高さが気になったことがありますか			
歯をかみしめていることがありますか			
歯ぎしりを自覚したり指摘されたことはありますか			
歯並びを気にしたことはありますか			

2．咬合接触の検査

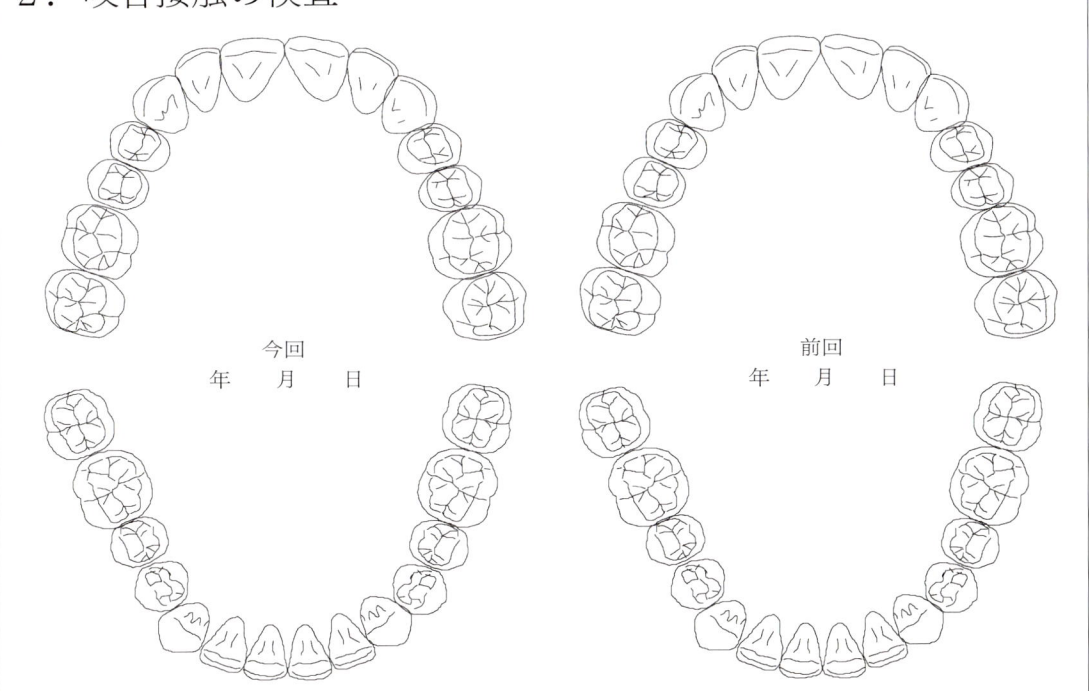

今回　年　月　日　　　　　　前回　年　月　日

歯列模型にも、かみ合わせの記録が記入されます。今後の検査と比較するうえで参考になりますので、大切に保管してもらい、次回受診時にお持ちいただく。

3．咬合の形態的特徴　　　　　　　特記する所見を○印または記入

- スタディキャスト上で上下歯列模型の嵌合が明確でなくカタカタする
- 前歯部開咬・臼歯部開咬・鋏状咬合・交叉咬合・切端咬合・反対咬合・過蓋咬合
- 低位咬合・その他（　　　　　　　　　　　　　　　　　　　　　　　）

これらの形態的特徴は個性的なかみ合わせであり、異常あるいは病態を意味しているものではありません。思うように食事が摂れない、審美的な問題、発音の問題などを自覚している場合は専門外来の受診をすすめる。

図1　検査用紙。

口腔内検査

検査に使用するもの

■必要器材
- 咬合紙
- 咬合採得記録(ワックス、シリコーンなど)
- スタディキャスト(スタディモデル)の印象採得・模型製作に必要な器材
- 筆記用具

検査の実際の流れ

　咬合の変化を見落とさないようにするためには、受診者が継続して定期的に歯科人間ドックを受診し、過去の検査記録と比較するための検査内容とする必要がある。実際の検査の流れは、咬合紙記録による咬合接触の状態を検査用紙に記入するだけでなく、同日に製作したスタディキャスト(スタディモデル)にも記録する。このスタディキャストは受診者が保管し、咬合検査を継続して受診することの意義を説明し、次回の歯科人間ドック受診時に持参してもらうように指導する(図2～7)。

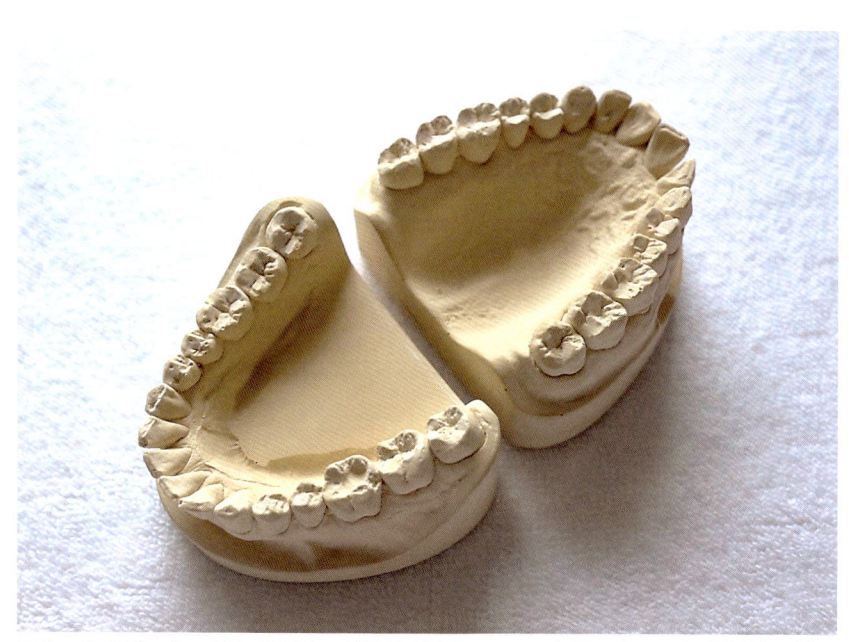

図2　スタディキャストの製作。検査と並行して、スタディキャストを通法に従い製作する。スタディキャストから得られる咬合に関連する情報としては、咬耗面、歯の傾斜、歯列の形態的特徴などがあげられ、これらの情報から筋機能の変化、顎関節内部組織の形態変化、顎位の変動などが疑われるが、これらが緩徐に進行し病的状態に陥ることなく健康に推移していれば何ら問題のない生理的変化と考える。このスタディキャストは、受診者に保管、次回検査時に持参してもらい、咬合位の変化を把握する材料とする。

咬合検査

咬合紙を口腔内に挿入する時の注意

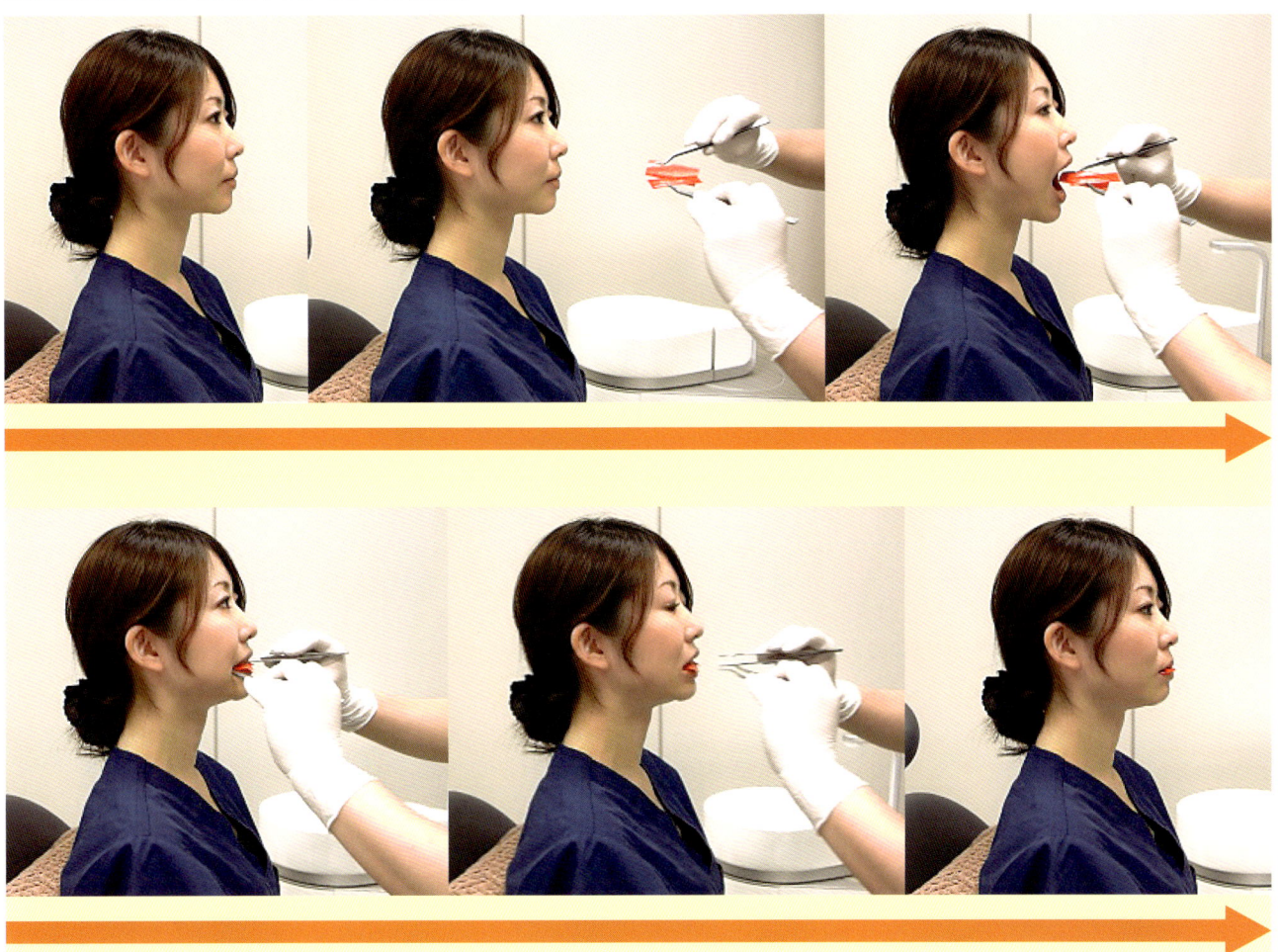

図3 咬合紙を口腔内に挿入する時の注意。受診者は座位で、開口量の測定時と同様に、自然な姿勢で頭部が安頭台から離れるようにし、歯列全体を覆うように咬合紙を咬合面に設置、ピンセットなどの挿入器具を口腔内から撤去した後にかみ合わせを開始してもらう。こうすることで、口角を引くことなく、自然な咬合位が記録される。咬合位は前方に移動しやすいタッピング位置ではなく、深く嵌合する位置まで数回かみ合わせて記録する。

検査用紙の咬合接触部位への記入例

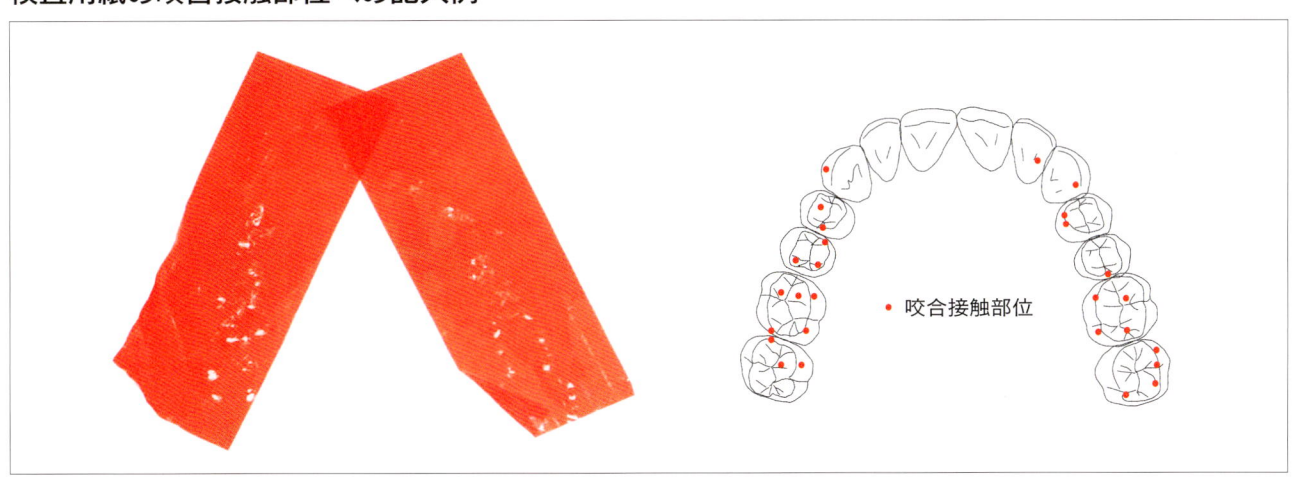

図4 検査用紙への記入例。口腔内における咬合接触の部位と咬合紙記録を目視で確認し、検査用紙の図中に描記する。この場合、接触面積や色の濃さまで再現する必要はなく、咬合面の、どの斜面で咬合接触しているかが描記されていることが重要である。これにより、検査時における受診者の顎位（筋肉位）が記録される。

口腔内検査

図5 咬合接触部位をスタディキャスト上にも描記する。上顎模型の咬合面に咬合採得記録(ワックス・咬合採得用シリコーンなど)を適合させ、咬合接触の部位を模型上に描記するとよい。

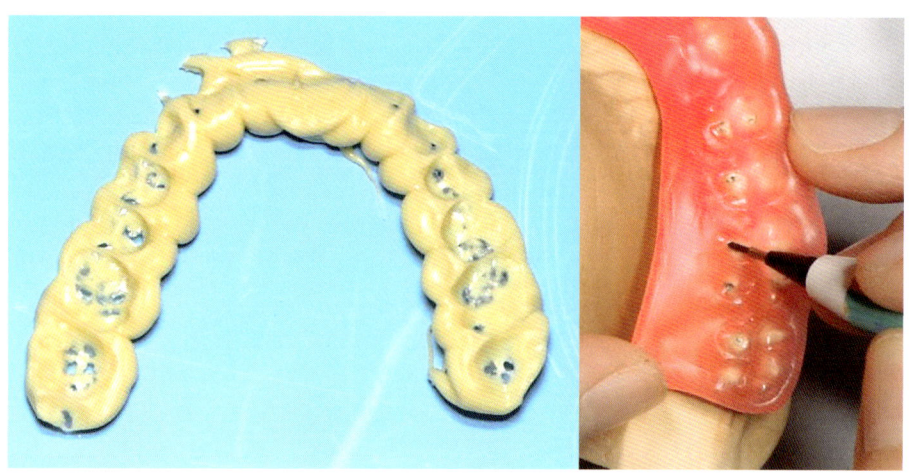

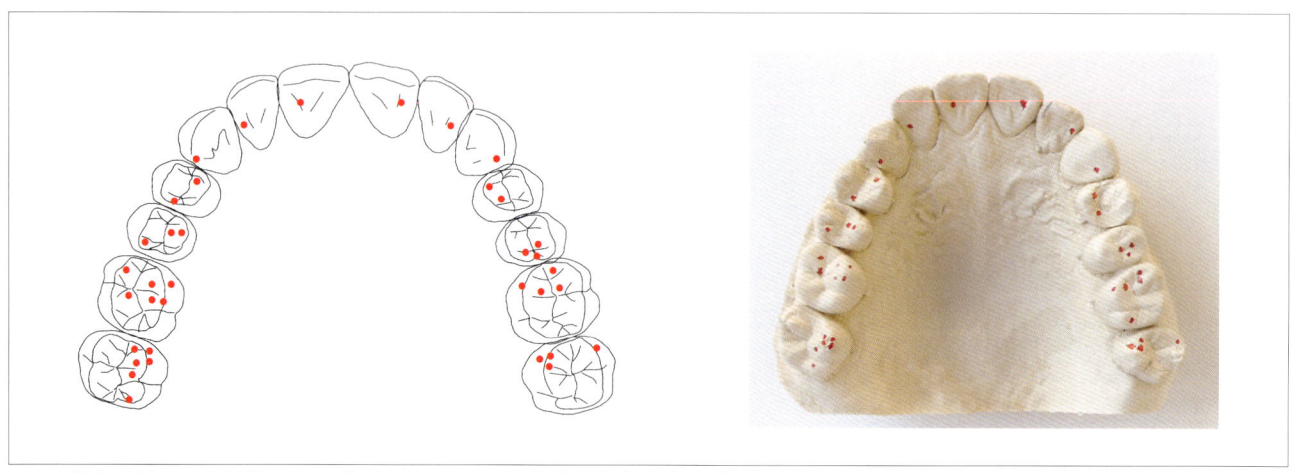

図6 検査用紙の記入部位とスタディキャスト上の咬合接触部位に違いがないことを確認する。スタディキャストは、受診者に保管、次回検査時に持参してもらい、経時的な咬合位の変化を把握する材料とする。

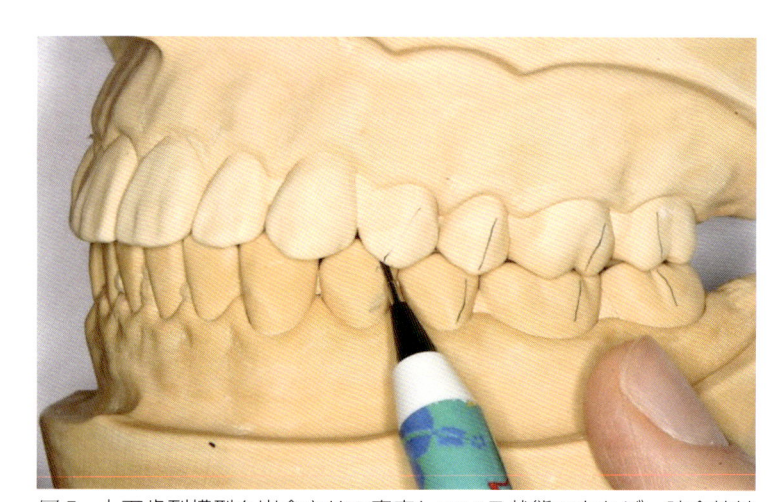

図7 上下歯列模型を嵌合させて安定している状態であれば、咬合接触部位の描記は上顎模型に行うのみで十分である。もし、模型上の嵌合位が明確でなく、上下の模型がカタカタと安定しない場合は、下顎模型の咬合面上にも咬合接触部位を描記し、検査用紙の咬合の形態的特徴欄にチェックをいれておく。また、図のように咬合関係が側面からわかるように頬側面に印記をしておくとよい。

咬合検査

検査結果の見方

健康調査票(P14)の設問で「よくかめない」に「1 いいえ」のチェックがあれば、現状の咬合は「異常なし」と判断するべきである。たとえば、咬頭嵌合位において多数歯が多数点で対合歯と同時接触していなくても、上下中切歯間の正中線に偏位があっても、歯並びに関連する所見として、開咬：open bite、鋏状咬合：scissors bite、交叉咬合：cross bite、切端咬合：edge to edge bite、反対咬合：reversed bite、過蓋咬合：deep bite、低位咬合：inflaclusion などの形態的特徴があっても、受診者が機能的な異常を自覚していなければ、これらの所見を「異常あり」として取り扱わないように注意する。科学的根拠が示されていない所見を評価の基準にするべきではない。

検査結果の伝え方

咬合検査では受診者の自覚が反映している健康調査票の結果を最優先し、「よくかめる」のであれば正常、「よくかめない」のであれば異常(要検査)とする。形態的な異常咬合(malocclusion)が認められても、健康調査票で受診者が異常を自覚していなければ、必要以上に不安をあおることのないように注意する。次回の検査以降で、咬合接触の部位や面積が増加している場合は生理的変化と見てとれるが、咬合接触点の位置が大きく変化している場合は、顎関節や筋機能に変化が生じている可能性を視野に入れ、顎関節症関連の検査と照らし合わせながら適切な処置を行うか、あるいは専門外来の受診をすすめる。

よくかめる	正常
よくかめない	異常(要検査)

※咬合検査では受診者の自覚が反映している健康調査票の結果を最優先する。

口腔内検査

COLUMN　ブラキシズムの有無についての発言にご注意！

　顎関節症は睡眠時ブラキシズムと強い関連があることを示唆する研究は多く存在するが、受診者が本当にブラキシズムをしているかを判定することは難しい。なんら自覚症状がなくても、過去に受診した歯科医師から「歯ぎしり」や「食いしばり」を指摘された経験のある者が歯科人間ドックを受診した場合、受診者は歯科人間ドックを担当する歯科医師をブラキシズムの専門家であると期待してコメントを求めてくることが想定される。

　ブラキシズムについては解明されていないことが多いため、過去に受診した歯科医師が科学的根拠をもとに解説するとは限らず、一般的な常識で推測したコメントをしている場合も考えられる。

　最新の研究から得られた知見としては、Raphaelらの睡眠研究により、ブラキシズムを自覚している人のなかで、実際にブラキシズムをしているのは、その18％に過ぎず、ブラキシズムを自覚していないにもかかわらず、その19％はブラキシズムを実際にしていたことが報告されたり、睡眠中にブラキシズムをしていない正常者の40％には、ブラキシズム患者と同等の咬耗が存在していたことなどが判明している。また、歯ぎしりの自覚の有無、咬耗の状態、舌や頬粘膜のスキャロップ状歯痕、疼痛や頭痛などの口腔内外の所見と睡眠時ブラキシズムとの関連性を調べた研究[1]では、歯ぎしりの自覚や口腔内外の所見をもって睡眠時ブラキシズムの臨床的診断基準とすることの妥当性は低いことも明らかとなっている[1]。受診者が本当にブラキシズムをしているか、していないかについてはポリソムノグラムなどの設備が整っている研究機関や病院に数日間入院して睡眠時の脳波と筋電図を測定しなければ判明しないことを説明したうえで、日常生活の支障となるようなブラキシズムを実際にしている人は、意外と少ないことを説明し、受診者の不安を必要以上にあおることのないように解説する態度が歯科人間ドックを担当する歯科医師には求められている。

参考文献
1．中江佳代、矢谷博文、石垣尚一ら：顎関節症患者における歯ぎしりの自覚を用いた睡眠時ブラキシズム判定の妥当性、日顎誌、21(3)：209-215, 2009.

5章

歯科人間ドック検査記入用紙

歯科人間ドック検査記入用紙　90

歯科人間ドック検査記入用紙

全身所見

体格	異常なし ・ 異常あり
姿勢、歩行	異常なし ・ 異常あり
皮膚	異常なし ・ 異常あり

唾液検査

検査項目	検査結果	基準値
唾液分泌量		10mL 以上 / 5 分
唾液 pH 値		pH7.5
緩衝能		中程度

口腔外検査の視診

視診	異常なし ・ 異常あり

口腔外検査の触診

触診	異常なし ・ 異常あり

特記事項

顎関節症関連検査

安静時の圧痛検査(水平位)。

検査圧			判断基準
弱圧	中圧(標準)	強圧	判断基準
1 kg	2 kg	4 kg	
圧痛(−)	圧痛(−)	圧痛(−)	異常なし
圧痛(−)	圧痛(−)	圧痛(＋)	発症リスク低い
圧痛(−)	圧痛(＋)	圧痛(＋)	発症リスク高い

開口時・頭部回転時の圧痛検査(水平位)。

検査圧			判断基準
弱圧	中圧(標準)	強圧	判断基準
1 kg	2 kg	4 kg	
圧痛(−)	圧痛(−)	圧痛(＋)	異常なし
圧痛(−)	圧痛(＋)	圧痛(＋)	発症リスク低い
圧痛(＋)	圧痛(＋)	圧痛(＋)	発症リスク高い

歯科人間ドック検査記入用紙

口腔粘膜検査

口腔粘膜検査	異常なし ・ 要経過観察 ・ 要精密検査

特記事項	

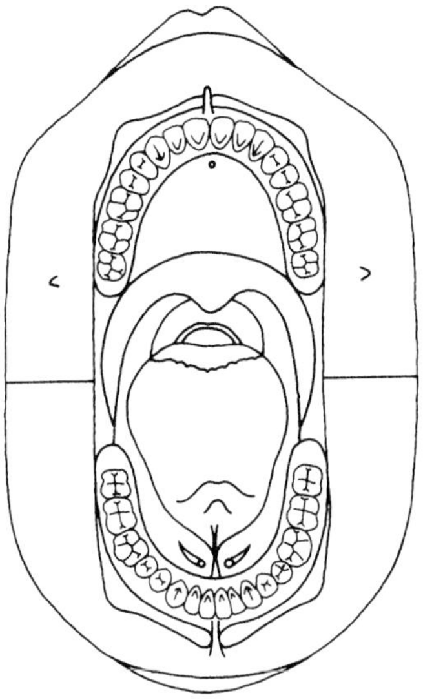

エックス線検査

エックス線検査	異常なし ・ 要精査

特記事項	

う蝕検査・歯周病検査

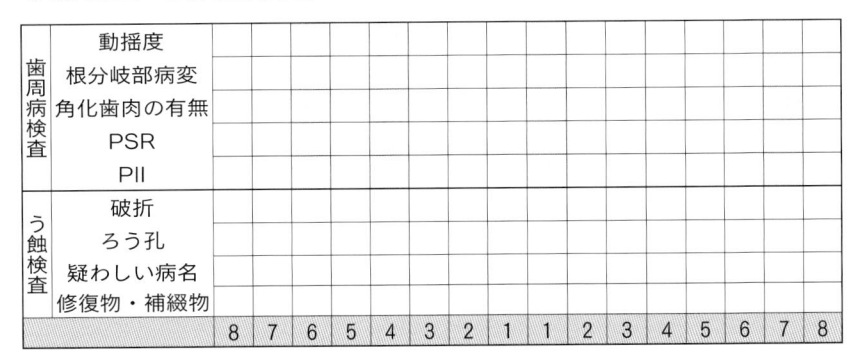

歯周病検査：動揺度／根分岐部病変／角化歯肉の有無／PSR／PlI
う蝕検査：破折／ろう孔／疑わしい病名／修復物・補綴物

8 7 6 5 4 3 2 1 1 2 3 4 5 6 7 8

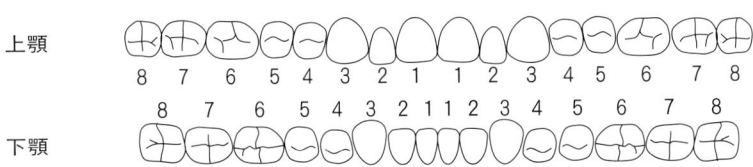

上顎

8 7 6 5 4 3 2 1 1 2 3 4 5 6 7 8

下顎

8 7 6 5 4 3 2 1 1 2 3 4 5 6 7 8

う蝕検査：修復物・補綴物／疑わしい病名／ろう孔／破折
歯周病検査：PlI／PSR／角化歯肉の有無／根分岐部病変／動揺度

う蝕検査	異常なし・あり
S.mutans 数	
歯周病検査	異常なし・あり
ペリオスクリーン	

特記事項	

C：う蝕　WSD：楔状欠損　Cr：冠
Br：ブリッジ　In または Fi：つめ物　D：入れ歯　×：欠損　IM：インプラント
Per：根尖性歯周炎（根尖病変）　Hys：知覚過敏症　Att：咬耗

咬合検査

よくかめる	異常なし
よくかめない	異常あり（要精査）

※咬合検査では受診者の自覚が反映している健康調査票の結果を最優先する。

特記事項	

INDEX

あ

悪性黒色腫　20、54、55
悪性腫瘍　19、33、48、51、54、58、62、63、64
悪性貧血　18、20、54
アスピリン喘息　16
圧痛　11、37、57
圧痛検査　10、39、41、43、44、45、46、47、48
圧痛検査計　42
圧力検査計　44
アトピー　13
アナフィラキシーショック　18
アフタ　54、56
アフタ性口内炎　54
アレルギー　13
アレルギー疾患　18
アレルギー性紫斑病　17

い

萎縮　54
異常咬合　87
遺伝性出血性毛細血管拡張症　17
医療面接　33、38、39、40、66、82、83

う

ウィルス疾患　18
う蝕　20、66、67、68、70、71、72、73
う蝕検査　11、66、73
う蝕リスク　29、30、66、71
う蝕リスク検査　10、26
うつ病　17、18

え

エックス線検査　58、66
エックス線透過像　59、61、63
エックス線不透過像　59、60、63
エナメル上皮腫　58、59、63

お

オトガイ下リンパ節　36
オーバーバイト　47
オープンバイト　87
オーラルテスターバッファー　10、26
オーラルテスターミュータンス　10、26
オーラルペーハーテスト　10、26
温度診　11、66

か

開咬　83、87
開口量　39、43、47、48
開口量の測定　10、39、41、43、47
外傷　19、20
回転運動　47
潰瘍　11、54、56、57
潰瘍性胃腸炎　16
外来性色素沈着　20、54
カウザルギー　18、20
顔色　24
過蓋咬合　83、87
下顎管　58、63
過換気症候群　16
顎位の変化　82
顎関節　82、87
顎関節炎　19
顎関節症　19、20、38、39、43、47、87、88
顎関節症関連検査　10、38、40
顎関節脱臼　19
顎機能検査　38
顎変形症　20
画像検査　38
角化歯肉　11、74、77、80、81
角化歯肉の有無　74、77、80
顎下腺　26、35、36
顎下リンパ節　36
顎骨壊死　20

顎骨炎　20
顎骨嚢胞　19
顎骨の膨隆　63
滑走運動　47
滑膜性軟骨腫症　19
カリフラワー状　54
顆粒状　54
がん　20
肝炎　17
眼窩点　31
肝硬変　17
含歯性嚢胞　63
カンジダ症　57
肝疾患　17
緩衝能　26、29、30
癌性潰瘍　54、56
関節円板　38
感染症　18、23
感染性心内膜炎　16
肝臓の病気（肝炎）　13
顔面静脈　35
顔面神経麻痺　18、33

き

気管支喘息　16
急性白血病　17
胸鎖乳突筋　10、36、39、41、43、45、46
丘疹　54、56
狭心症　16、20
鋏状咬合　83、87
頬粘膜　50、51、53
筋触診　41、47、48
筋膜痛　38

く

食いしばり　88

け

頸部リンパ節　37
血圧の病気　13

INDEX

血液・造血器疾患　17、18、20、51
血液の病気　13
結核　13、18、19
結節　54、56
血友病　17
健康調査票　10、39、66、82、83、87
検体検査　26

──── こ ────

口蓋　11、50、51
口蓋扁桃　51
口蓋裂　20
硬化性骨炎　61、62
咬筋　10、39、43、45、46
口腔外検査　10
口腔がん検診　52
口腔乾燥症　19、29、30、54
口腔顔面痛　20、39
口腔前庭　50
口腔心身症　20
口腔底　50
口腔内検査　10
口腔粘膜検査　11、50、51、52、57
硬結　11、45、54、57
硬結節　35
高血圧　16
咬合　82、84
咬合位　82、84、85、86
咬合異常感　20
咬合検査　11、82、84、87
咬合性外傷　20、74
咬合接触　11
硬口蓋　51
交叉咬合　83、87
溝状舌　56
甲状腺機能亢進症　17
甲状腺の病気　13
口唇ヘルペス　13
口唇粘膜　50
口底　36、50、53
後天性免疫不全症候群(AIDS)　18
咬頭嵌合位　82、87
紅斑　54、55
紅板症　19

抗ヒトヘモグロビン・モノクローナル抗体(マウス)　30
咬耗　82
呼吸器系疾患　16
呼吸器系の病気　13
骨硬化症　60、61
骨腫　42、48、60、61
骨髄炎　20
骨折　18
根尖性異形成症　58、59
根尖性歯周炎　20
根分岐部病変　11、74、75、76、77、78、79、80、81
根分岐部病変1度　77、80
根分岐部病変2度　77、80
根分岐部病変3度　77、80

──── さ ────

再生不良性貧血　17
鎖骨下静脈　35
三叉神経痛　18、20、33

──── し ────

自覚所見　40、82
歯牙腫・集合型　59、61
歯牙腫・複雑型　62
耳下腺　26、35、36
耳下腺乳頭　57
歯科用コーンビームCT　58
色素性母斑　20、54、55
色素斑　33、54、55
色調の変化　52、54，55
糸球体疾患　17
刺激唾液　26
歯原性の疾患　60
自己免疫疾患　13、17
歯痕　88
歯根嚢胞　63
歯根の吸収　63
歯周疾患　20
歯周病　26
歯周病検査　10、11、26、28、30、74、75、81
耳珠点　31
視診　10、11、31、33、50、53、66

歯髄炎　20
歯髄電気診　66、69
歯槽突起部　58
姿勢　10、23、24
歯石　20、76
歯肉がん　65
歯肉・歯槽粘膜　50、77、79
歯肉退縮　76、79
紫斑　54、55
社会・経済的因子　38
習慣性開口路上　47
腫脹・腫瘤形成　10、11、33、34、35、45、52
腫瘍　13、19、20、47、58
腫瘍病変　19
腫瘍類似疾患　63
腫瘤　54、56
循環器疾患　16、24
消化器疾患　16、23
消化器の病気　13
上顎洞炎　16、19
上顎洞底　63
消息子(ゾンデ)　34
小帯　57、77
小唾液腺　26
触診　10、11、33、34、35、36、37、38、45、50、53、54、57、66
触診圧トレーニング　42
褥瘡性潰瘍　20、54、56
歯列　57
歯列不正　20
心筋梗塞　16
神経系の病気　13
神経疾患　18
腎疾患　24
心臓の病気　13
腎臓の病気　13
腎不全　17
心理・行動学的因子　38

──── す ────

唾石症　19
水痘　18
水疱　18、54、56、57
睡眠障害　19

93

INDEX

スタディキャスト　11、82、83、84、86
スタディモデル　84

――――せ――――

性感染症　13
性行為感染症　18
静止性骨空洞　63、64
精神系の病気　13
精神疾患　18、23
生物医学的因子　38
生物心理社会的疼痛症候群モデル　38
舌　11、19、50、51、56
舌下小丘　57
舌下腺　26、35
接触痛　57
切端咬合　83、87
舌痛症　20
舌乳頭の萎縮　56
セルフケア　38
前癌状態　51
全身エリテマトーデス　17、24
全身所見　10、21、22
喘息　16

――――そ――――

双指診　35
痩身　23
側頭筋　10、39、43、45、46

――――た――――

体格　10、22、23、24
帯状疱疹　18
大唾液腺　35
唾液　10、26、71
唾液検査　10、26、80、81
唾液採取　27
唾液腺　10、34、35、36
唾液腺炎　19
唾液腺疾患　19
唾液の緩衝能検査　26、28、71
唾液分泌量　10、27、29、30
唾液分泌量測定　10、26、71
唾液pH値測定　10、26、27、29、30、71

多型性滲出性紅斑　18
打診　11、66、69
打撲　19、33
弾性　57
単純性骨嚢胞　63、64
単純疱疹　18

――――ち――――

知覚過敏　20
蓄膿症　13
地図状舌　56
中毒性表皮壊死症　18

――――て――――

手足口病　18
低位咬合　83、87
鉄欠乏症貧血　18、20、54
天疱瘡　17、20

――――と――――

統合失調症　18
糖尿病　13、17、19、20、23
特発性血小板減少性紫斑病　17

――――な――――

内分泌・代謝性疾患　17
軟口蓋　51
軟組織嚢胞　19

――――に――――

肉芽様　54
ニコチン性口内炎　54
乳頭腫　54、56

――――ね――――

粘膜疾患　19、20

――――の――――

脳血管系の病気　13
脳血管疾患　16
脳梗塞　16
脳出血　16
膿疱　54、56
嚢胞　20、54、58、63
膿瘍　54
ノギス　42、43

――――は――――

肺気腫症　16
梅毒　18
歯ぎしり　88
白斑　54、55
白板症　19、20、51、55、57
破傷風　18、20
バセドウ病　17、19、23
白血病　51
鼻の病気　13
歯の傾斜　63、82、84
歯の動揺度　11、74、79、80
パノラマエックス線写真　10、11、39、42、43、47、48、58、60、62、65
波動　57
反対咬合　83、87

――――ひ――――

非侵襲的な保存療法　38
鼻下点　31
鼻腔底　63
非歯原性の疾患　60
皮質骨の菲薄化　63
鼻尖点　31
非定型顔面痛　18
皮膚　10、24、34、54
皮膚の病気　13
鼻閉　33
泌尿器・腎疾患　17
泌尿器の病気　13
肥満　22、23
びまん性腫脹　54
肥満度　23
表情　33
表面性状　52、54、57
びらん　11、54、56、57

――――ふ――――

風疹　18
フォースメーター　42、44
副甲状腺機能亢進症　17
副甲状腺機能低下症　17
副鼻腔炎　16
副鼻腔疾患　33

INDEX

浮腫　24
不整脈　16
付着歯肉　77
ブラキシズム　88
プラークコントロール　74、81
フランクフルト水平線　31
不良補綴物　20、74、76
プレッシャーアルゴメーター　42、44

――――へ――――

平滑舌　56
ヘモグロビン検査　26
ペリオスクリーン®　10、26、80
ヘルパンギーナ　18
扁平上皮癌　19、54
扁平苔癬　19、20、54、55、57

――――ほ――――

放射線性口内炎　20、54
膨隆　33、34
ポケット　74、77、81
歩行　10、23、24
ホームケア　38
発疹　54
ポリソムノグラム　88

――――ま――――

麻疹　18
慢性関節リウマチ　17
慢性気管支炎　16
慢性硬化性骨髄炎　60、61
慢性鼻炎　16
慢性閉塞性肺疾患（COPD）　16

――――よ――――

ヨウ素液　74、80

――――り――――

リウマチ　13
流行性耳下腺炎　18
良性腫瘍　19、20、58、60、63
リンパ節　10、35、36、37
淋病　18

――――る――――

ルートトランクス　77
類天疱瘡　17、20

――――ろ――――

瘻孔　34、67

――――A――――

Addison痛　17、54

――――B――――

Behçet病　17、20
BMI　22

――――C――――

Candida症　18、20
Cushing症候群　17

――――H――――

Henoch-Schönlein紫斑病　17

――――K――――

Kretschmerの3分類　22

――――L――――

Lindhe & Nymanの水平的分類　77、80

――――M――――

Mikulicz症候群　19、20
Millerの分類　79、80
MRI　38

――――O――――

Osler病　17

――――P――――

PlI（Plaque Index）　11、74、75、79、80
Plummer-vinson症候群　18
PSR（Periodontal Screening and Recording）　11、74、75、76、79、80、81

――――Q――――

Quincke浮腫　18

――――S――――

Sjögren症候群　17、20
Stevens-Johnson症候群　18
Streptococcus mutans(S.mutans) 数　26、27、29、71

――――V――――

von Willebrand病　17

――――W――――

WHOプローブ　74、76

クインテッセンス出版の書籍・雑誌は，歯学書専用通販サイト『歯学書.COM』にてご購入いただけます．

PCからのアクセスは…
歯学書 [検索]

携帯電話からのアクセスは…
QRコードからモバイルサイトへ

これさえあれば明日からできる！
新・歯科人間ドック基本マニュアル

2013年12月10日　第1版第1刷発行

監　著　者	小川　智久（おがわ　ともひさ）	
編　著　者	日本歯科人間ドック学会（にほんしかにんげんドックがっかい）	
発　行　人	佐々木　一高	
発　行　所	クインテッセンス出版株式会社	

東京都文京区本郷3丁目2番6号　〒113-0033
クイントハウスビル　電話 (03)5842-2270(代表)
　　　　　　　　　　　　　(03)5842-2272(営業部)
　　　　　　　　　　　　　(03)5842-2275(編集部)
web page address　http://www.quint-j.co.jp/

印　刷・製　本　サン美術印刷株式会社

Ⓒ2013　クインテッセンス出版株式会社　　禁無断転載・複写
Printed in Japan　　落丁本・乱丁本はお取り替えします
ISBN978-4-7812-0346-1　C3047

定価は表紙に表示してあります